JORGE SINTES PROS

EL
ÁCIDO ÚRICO
Y LA
GOTA

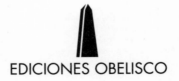

EDICIONES OBELISCO

Si este libro le ha interesado y desea que le mantengamos informado de nuestras publicaciones, escríbanos indicándonos qué temas son de su interés (Astrología, Autoayuda, Ciencias Ocultas, Artes Marciales, Naturismo, Espiritualidad, Tradición…) y gustosamente le complaceremos.

Puede consultar nuestro catálogo en www.edicionesobelisco.com

Los editores no han comprobado la eficacia ni el resultado de las recetas, productos, fórmulas técnicas, ejercicios o similares contenidos en este libro. Instan a los lectores a consultar al médico o especialista de la salud ante cualquier duda que surja. No asumen, por lo tanto, responsabilidad alguna en cuanto a su utilización ni realizan asesoramiento al respecto.

Colección Salud y Vida natural
EL ÁCIDO ÚRICO Y LA GOTA
Jorge Sintes Pros

1.ª edición: enero de 2014

Maquetación: *Montse Martín*
Corrección: *Sara Moreno*
Diseño de cubierta: *Marta Rovira*, sobre una ilustración de Fotolia

© Jorge Sintes
(Reservados todos los derechos)
© 2014, Ediciones Obelisco S. L.
(Reservados los derechos para la presente edición)

Edita: Ediciones Obelisco S. L.
Pere IV, 78 (Edif. Pedro IV) 3.ª planta 5.ª puerta
08005 Barcelona-España
Tel. 93 309 85 25 - Fax 93 309 85 23
E-mail: info@edicionesobelisco.com

Paracas, 59 C1275AFA Buenos Aires - Argentina
Tel. (541 -14) 305 06 33 - Fax (541 -14) 304 78 20

ISBN: 978-84-15968-20-7
Depósito Legal: B-27.224-2013

Printed in Spain

Impreso en España en los talleres de Novoprint
c/ Energía, 53, St. Andreu de la Barca, 08740 Barcelona

INTRODUCCIÓN

La gota es una enfermedad del metabolismo debida a un defecto químico del cuerpo que provoca la acumulación de *uratos* (sales cretáceas de ácido úrico) en el organismo.

Los riñones eliminan normalmente ácido úrico, pero en los pacientes afectados de gota la eliminación no es tan eficaz y no puede ser mantenida en equilibrio con la producción.

Los cristales de los uratos tienden a depositarse en el cartílago. Dado que el cartílago se encuentra en los extremos de los huesos, un ataque repentino de gota puede manifestarse tal como lo han inmortalizado los dibujantes humorísticos: como una inflamación al «rojo vivo» de la articulación de la base del dedo gordo del pie. La piel circundante aparece dura, brillante, hinchada y rojiza, y la zona es muy sensible al tacto.

Pueden verse afectadas otras articulaciones aparte de la del dedo gordo del pie.

Sin un adecuado tratamiento, pueden desarrollarse formas crónicas de gota a medida que los uratos cretáceos forman gradualmente masas conocidas como *tofos* alrededor de las articulaciones y en estructuras compuestas en gran parte de cartílago, tales como el oído externo. Los depósitos son indoloros, pero la irritación y la inflamación que crean alrededor de las articulaciones producen dolor.

La gota es más corriente en hombres de más de treinta años. Las mujeres no son inmunes a ello, pero los casos de gota en mujeres antes de la menopausia son muy raros. La enfermedad es relativamente corriente, aunque no las formas graves como la hinchada articulación del dedo gordo del pie.

Los síntomas de la gota clásica son típicos: el acceso va precedido de ciertos trastornos nerviosos, como acaloramientos, somnolencia, pesadez de cabeza, hormigueos, opresión en el corazón, sueño agitado, zumbidos y algunos síntomas digestivos, tales como vómitos, acidez, digestiones pesadas.

Tras de esto, y generalmente de madrugada, el paciente se despierta con un agudo dolor en el dedo gordo del pie, como si le quemaran o desgarraran la articulación. Dolor que dura veinticuatro horas y aún más si el ataque es fuerte. Dicha articulación se hincha y pone brillante, descarnándose la piel cuando cede la tumefacción. Este cuadro va acompañado por ligera fiebre, falta de apetito y eliminaciones de uratos reconocibles en el enrojecimiento de la orina.

El acceso gotoso no siempre se presenta con estos síntomas clásicos. Otras veces es más atenuado, otras se localiza en diferente articulación y otras se generaliza como el reumatismo articular agudo, y aun se fija en los tendones.

Pero existe también una modalidad crónica del reumatismo gotoso, en que el dolor es menos intenso pero más duradero, las articulaciones llegan a deformarse y se presentan nódulos o depósitos de urato sódico debajo de la piel, llamados tofos, especialmente en las rodillas, codos, dedos de las manos y pabellón de la oreja. Con frecuencia, estos tofos ulceran la piel y evacúan una mezcla de pus y urato sódico tras de la cual viene una lenta cicatrización.

El reuma gotoso puede manifestarse también en las vísceras, principalmente en el riñón; en forma de cálculos y nefritis; en el corazón como angina de pecho; en las venas de las pantorrillas como flebitis gotosa; en el aparato respiratorio en forma de asma; en el digestivo como dispepsia, flatulencia, náuseas, vómitos, diarrea o estreñimiento, hemorroides, congestión del hígado, etcétera, y finalmente en el nervioso, en forma de neuralgias, jaqueca, vértigos, zumbidos y aun estados comatosos.

Otras formas de reumatismo por defectos de trasformación alimenticia son:

- El *reumatismo cálcico,* que consiste en el depósito de fosfato cálcico en las articulaciones, que a veces llega a formar nódulos semejantes a los tofos. No es producido por el exceso de cal en la alimentación, ni por defectos de eliminación de este importantísimo elemento químico, cuya necesidad para la vida no hace falta resaltar aquí. Se trata de una precipitación del calcio en los tejidos poco vascularizados, cuando la sangre, por acidificaciones consecuentes a una alimentación errónea o hereditaria, carece de su capacidad disolvente normal para ciertas sales.

- El *reumatismo oxalémico,* producido por el exceso de ácido oxálico y oxalatos en la sangre, que origina los síntomas dolorosos inflamatorios articulares propios de todos los reumáticos. La presencia de arenilla y aun cálculos oxálicos en la orina y la aparición de sus síntomas a raíz de la ingestión de sustancias ricas en ácido oxálico (como las acederas y el chocolate) completarán el diagnóstico.

- El *reumatismo muscular acidósico o artrítico,* producido por defectos de trasformación o por exceso de ingestión de sustancia acidificantes, especialmente ácido úrico, por lo que algunos autores lo llaman gotoso.

Lo motivan el frío, la humedad y el esfuerzo excesivo. Se localiza especialmente en los músculos de la espalda (dorso y lomos), parte posterior del cuello (cerviz), y costados, manifestándose en forma de dolores musculares (lumbago, tortícolis, dolores de espalda y hombros, dolores mal llamados de riñones), durezas y nódulos en los músculos. Hay dificultad de movimiento y a veces ligera fiebre.

Las causas de la gota son: los abusos en el comer (glotonería), las bebidas alcohólicas, sobre todo la cerveza y después el vino, la insuficiencia del riñón (consecuencia casi siempre de excesos de alimentación y del uso de excitantes curtientes y esclerosantes como el café, té, tabaco, carnes y las propias bebidas alcohólicas), ciertos trastornos de secreciones internas, principalmente en el sexo masculino, referibles a defectos de la secreción del tiroides y exceso de la hipófisis y la de los testículos (factores que suelen concurrir en los individuos obesos recargados de grasas y faltos de oxidaciones por defecto de secreción tiroidea y excesivamente viriles, en sus manifestaciones sexuales), la intoxicación por plomo (gota saturnina), y los traumatismos.

Es evidente que el reumatismo gotoso ha disminuido bastante en estos últimos tiempos, lo que puede atribuirse al gran incremento de los deportes y ejercicios al aire libre, como también a la disminución del uso de carnes, pescados y excitantes, contrastando con el aumento del consumo de frutas y verduras.

En el tratamiento y la prevención de la gota, como en todas las manifestaciones reumáticas en general, hemos de dar importancia preeminente a la alimentación, sobre todo en aquellas personas que presenten deficiencias del poder de trasformación alimenticia. El problema de la cantidad de alimentos que se han de ingerir es casi tan importante, y a veces más, que el de la calidad. La *sobriedad* es pues la mejor manera de evitar la gota.

En cuanto a la *calidad* del alimento, diremos que un régimen exento o escaso en alimentos productores de *purinas, ácido úrico* y *colesterol* (carnes, pescados y alimentos de origen animal en general) y, por consiguiente, predominantemente *vegetariano,* será el más adecuado para las personas de tendencias gotosas. Teniendo en cuenta las condiciones de capacidad y selección digestiva de cada individuo.

El *régimen vegetariano* completo es el que mejor puede prevenir las manifestaciones gotosas porque es el que forma sangre y humores totalmente normales y mantiene en perfecto funcionalismo todas las vías de eliminación y glándulas antitóxicas. La experiencia nos ha enseñado que todo enfermo gotoso mejora al suprimirle la carne y el pescado y al disminuirle los huevos, leche, queso y mantequilla. Y que esa mejoría se estabiliza, persistiendo en dicho régimen, con el cual los ataques gotosos pierden en intensidad y aun llegan a desaparecer si al régimen adecuado acompaña la *sobriedad.*

Los médicos y enfermos que aún piensan que el régimen vegetariano debilita, lo hacen así porque desconocen lo que es el naturismo o no han acertado a instaurar un régimen vegetariano adecuado a cada caso particular.

El naturista cuenta con magníficos alimentos de fuerza, como las patatas, el arroz, las frutas oleaginosas, etc., que además ayudan a la eliminación de las toxinas reumatógenas. La patata tiene un gran poder disolvente del ácido úrico. Las naranjas y uvas son el mejor tratamiento alcalinizante y por tanto antirreumático. Esto sin contar con que a la mayoría de los gotosos se les pueden permitir los huevos, la leche y el queso en cantidades moderadas.

Pero no sólo hemos de cuidar la alimentación para evitar la gota. El ejercicio completo al aire libre, sin el cual no hay nutrición perfecta posible, es tan indispensable como la correcta alimentación. El trabajo del músculo y la buena circulación de la sangre, como consecuencia, evita el estancamiento de toxinas y detritus y es, por ende, un factor importante en los enfermos de nutrición retardada o bradiotróficos (que tienen tendencia a engordar), en los que la disminución de las oxidaciones celulares requiere un activamiento por medio del ejercicio.

Las aplicaciones de agua, oportunamente realizadas, desde el momento que activan la circulación y las oxidaciones, son poderosos medios de profilaxis antigotosa.

Como para todas las demás enfermedades reumáticas, *no existe medicamento alguno que cure la gota*. La medicina oficial sólo dispone de paliativos para combatir el dolor y atenuar las inflamaciones, es decir, para enmascarar los síntomas. Pero, cuidado, estos paliativos son drogas, en algunos casos muy peligrosas, que usadas indiscriminadamente pueden acarrear al organismo daños muy superiores al mal que se trataba de eliminar. Es decir, con la terapéutica alópata, en reumatología, «el remedio suele ser –a la larga– peor que la enfermedad».

Sólo la medicina natural puede combatir eficazmente y curar radicalmente la gota y la mayor parte de las enfermedades reumáticas, en cuyo tratamiento el régimen alimenticio, incluidas las plantas medicinales, ocupa por lo menos el 80 por 100 de la terapéutica, quedando el 20 por 100 restante para los demás agentes naturales de curación: ejercicio, agua, arcilla, baños de sol, etc.

EL ÁCIDO ÚRICO

*El exceso de ácido úrico puede contribuir al aumento
de la presión arterial; a las enfermedades del hígado,
de los riñones, del corazón; la arteriosclerosis,
y, básicamente, a la gota o reumatismo gotoso.*

Una peligrosa fuente
de enfermedades

La alimentación actual es fuente de ácido úrico. Cada uno de
nosotros lleva un depósito (pequeño o grande) de esa peligrosa
sustancia que, al abandonar los tejidos y pasar a la sangre, es
causa de numerosas molestias que no siempre nuestro organismo soporta gallardamente.

El ácido úrico resulta, generalmente, de la trasformación de
los residuos nitrogenados al final de la eliminación. Producido
en exceso, es mal eliminado y se deposita en las articulaciones o
en los riñones, donde se aglomera en cálculos.

La presencia de ácido úrico en las articulaciones es la que
provoca las crisis de gota; estas crisis no son pues reacciones curativas, sino manifestaciones mórbidas. Para formar los cálculos
renales, el ácido úrico se combina con el ácido oxálico, otra
sustancia de desasimilación.

Si se examina el iris del ojo y se observan manchitas blancas parecidas a un cortejo de copos de nieve, esto indica un exceso de ácido úrico en los humores.

Un importante descubrimiento

¿Quién no sabe lo que es un dolor de cabeza? Nadie. Todos conocen esta molestia, por lo general leve y pasajera, que suele ceder a las pocas horas, se acompañe o no de un tratamiento a base de tantos analgésicos como se anuncian, muchas veces, con irresponsabilidad. Pero lo que no todos conocen es ese dolor de cabeza tenaz, intenso, agobiador; que no cede a ningún calmante, que martillea las sienes, que hace de la vida un martirio, que constituye, en fin, un verdadero suplicio.

Pues bien, Alexander Haig, el gran médico inglés, sufría esta enfermedad. Él mismo narra cómo ensayó, en vano, cuantos remedios se conocían en aquel entonces; de manera que llegó a desesperar de todos y de todo… hasta que alguien le aconsejó que cambiara, racionalmente, su manera de alimentarse. Haig hizo caso de la insinuación, y dejó de comer carne de cordero. ¡Los dolores se aliviaron! Dejó también el pescado… y los dolores disminuyeron aún más. Se hacía evidente, pues, que eran el resultado de su equivocada alimentación.

Haig se dedicó a estudiar la cuestión. Buscó por doquier referencias al asunto, pero no logró encontrarlas, porque nadie, hasta entonces, se había preocupado por ello. Pero Haig quería saber. Si nadie había investigado ese punto, lo haría él. Y lo hizo, resultando de sus estudios una serie de descubrimientos, cuya importancia fue realmente trascendental para el progreso de la ciencia de la nutrición. Vemos así de qué manera, a raíz de un suceso aparentemente banal, resultó una consecuencia fundamental para el bienestar de la familia humana.

Lo primero que descubrió Haig fue lo siguiente: entre el contenido de ácido úrico de la sangre y el de la orina existe una verdadera relación. Previamente a cada ataque de dolor de cabeza, él notaba un gran aumento en la excreción urinaria, con disminución de su contenido de ácido úrico. Esto era seguido después por una disminución de la cantidad de orina, con aumento del ácido úrico.

Paralelamente, había una disminución previa del contenido de ácido úrico en la sangre, con gran aumento de vitalidad. Y en seguida, un gran aumento de ácido úrico en la sangre, que se acompañaba del respectivo ataque de dolor de cabeza, y pérdida de la vitalidad.

Una conclusión evidente se imponía, y Haig la hizo constar: «La causa de mis ataques de dolores de cabeza no es ni puede ser otra que la intoxicación de mi sangre por el ácido úrico. Luego, cuando el ácido úrico que invadió la sangre es expulsado por medio de la orina, el dolor de cabeza cesa inmediatamente».

Esta invasión de la sangre por el ácido úrico era precedida por una gran escasez de esa sustancia en la sangre. Revelaba esto que el ácido úrico había quedado retenido en los tejidos. Luego dicha retención era la causa del dolor de cabeza. Además, durante el proceso de retención, Haig notó una picazón peculiar en todo el cuerpo, tiranteces musculares, y hasta dolores en las articulaciones de los miembros y en otras partes del cuerpo.

Coincidiendo con la invasión de ácido úrico en la sangre, constató inflamación de su hígado y un funcionamiento deficiente del estómago y los intestinos. Se producían fermentaciones anormales, con producción de gases fétidos. Cuando la sangre era pobre en ácido úrico, la circulación se mostraba rápida y libre, doquiera que la observase, y se acompañaba de marcado bienestar general. Por el contrario, si el ácido úrico abundaba, la circulación tornábase deficiente, la piel tomaba un color azulado, y presionando la piel con un dedo se formaba un punto blanco, que tardaba mucho tiempo en retomar su color anterior, índice del gran retardo en el reflujo sanguíneo.

El segundo descubrimiento

Lo que más tarde notó no era menos importante que lo primero. Vio que la retención de ácido úrico y su ulterior paso a la sangre se alternaban con regularidad, de acuerdo a las diferentes horas del día. Y esto relacionado con el aumento y disminución de la alcalinidad de la sangre, fenómeno descubierto por el gran investigador de la gota, sir A. Garrod.

Cuanto más alta era la alcalinidad, mayor era el contenido de ácido úrico de la sangre, y ello en las últimas horas de la noche. Si por la mañana su sangre contenía gran cantidad de ácido úrico, experimentaba una peculiar sensación de pesadez en las piernas, languidez general, reflujo sanguíneo retardado y orinas concentradas. Hacia las once más o menos, notaba que la sangre comenzaba a librarse de su intoxicación por el peligroso ácido.

Más tarde notó, además, que la periodicidad se establecía no sólo de acuerdo a las horas del día, también relativamente a las épocas del año. El frío producía retención; el calor, abundante paso de ácido úrico a la sangre. De ahí que en invierno dicho ácido fuera retenido en los tejidos. En tanto que en el verano, los primeros calores determinaban su abundante paso a la sangre. En verano y en otoño el ácido úrico se disolvía, abandonando los tejidos y pasando a la sangre, que a su vez lo eliminaba por medio de la orina. Si la retención era muy considerable, resultaban enfermedades reumáticas de los músculos y de las articulaciones. Si a ello seguía un largo período de disolución y excreción, podía suceder que el ácido úrico formara en la sangre pequeños copos de nieve —cristalitos— capaces de perturbar la circulación, ocurriendo así toda clase de enfermedades: dolores de hígado, dispepsia crónica, asma, catarros.

Haig se convenció a sí mismo y proporcionó abundantes pruebas para convencer a los demás, de que *el ácido úrico juega un papel importantísimo en la producción de numerosas enfermedades.* Correspondiendo con los dos procesos que acabamos de citar, comprobó el desarrollo y evolución de dos categorías de afecciones diferentes.

El ácido úrico como causante de enfermedades

La *retención del ácido úrico en los tejidos,* que libra temporalmente de su exceso a la sangre, lleva a la formación de un depósito cada vez mayor de dicho ácido en esos mismos tejidos. Hay un estado de irritación que aumenta, y que termina por manifestarse a través del reumatismo crónico, gota, enfermedades de los ganglios linfáticos, enfermedades de la piel y una marcada disminución del poder de resistencia contra las infecciones: forúnculos, tuberculosis, infecciones de las heridas.

Eso en lo que se refiere a la retención. Ahora, en cuanto a la *invasión sanguínea por el ácido úrico,* causante de los dolores de cabeza de Haig, tenemos que ella es causante de otros trastornos: del estómago, de los intestinos, del hígado, de los riñones; catarros bronquiales; asma; enfermedades del corazón; enfermedades de las arterias; arteriosclerosis; enfermedades de las venas: flebitis, trombosis; de perturbaciones de su calibre que llevan a la enfermedad de Raynaud; enfermedad de Basedow, en la que es causante principal una alteración de la glándula tiroides; alta presión arterial, y muchas enfermedades más.

El trabajo fundamental de Haig se titulaba: «El ácido úrico como factor causante de enfermedades». Era una contribución al conocimiento de la patología de la presión arterial alta; de los dolores de cabeza; de la epilepsia; de enfermedades mentales; de la excreción de sangre y albúmina por la orina; de ciertas clases de anemia; de la enfermedad de Bright; la diabetes, la gota y el reumatismo.

Allí resumió el resultado de cinco años de perseverantes y minuciosas investigaciones, en su propio cuerpo y el de sus pacientes. Hecho importantísimo: por primera vez en la historia de la medicina, aparecía en juego una causa interna como causante único de diversas enfermedades al parecer tan distintas.

La solución del enigma

Haig se dedicó entonces a experimentar, con más entusiasmo que nunca, de qué manera podían influenciarse estos procesos, y cómo era posible modificar a voluntad la cantidad de ácido úrico en la sangre. Descubrió así que además de ciertas drogas, ácidos inorgánicos y –lo que era la verdadera solución del enigma– el mismo ácido úrico y todos sus precursores, desembarazaban la sangre de ácido úrico depositándolo en los tejidos.

Pero tan pronto había en la sangre la suficiente cantidad de sustancias alcalinas, el ácido úrico abandonaba los tejidos y volvía a la sangre. Tan a fondo se compenetró con la cuestión, que logró verdaderos éxitos en lo referente a dominar a voluntad la producción de ácido úrico, curando los dolores de cabeza o produciéndolos, según su deseo.

La que resultaba realmente difícil –sumamente más difícil– era solubilizar el ácido úrico acumulado en los tejidos y eliminarlo del organismo haciendo que primero pasara a la sangre y después a la orina.

Para lograrlo, el paciente debe observar un régimen alimenticio desprovisto en lo posible de sustancias productoras de ácido úrico; y que al mismo tiempo permita introducir elementos alcalinos, capaces de disolverlo perfectamente. Como al disolverse pasa a la sangre, y este pasaje es causa de incomodidades más o menos pasajeras y molestas, el mismo paciente debe resignarse a soportar dichas molestias, por cuanto ellas son un momento previo a la eliminación definitiva. Sin esa condición, la eliminación no puede producirse. Pero es mejor soportarlo por un breve tiempo, recordando que ha de sobrevenir después la liberación definitiva y total, que resignarse a soportar, durante toda la vida, los otros trastornos derivados de la excesiva acumulación del ácido úrico en la intimidad de los tejidos.

Lo que comemos y lo que deberíamos comer

La alimentación actual es fuente de ácido úrico. Ya hemos dicho que cada uno de nosotros lleva en sí un depósito –pequeño o grande– de esa peligrosa sustancia. Y el estado intermedio entre la eliminación total y la disolución del que se encontraba en los tejidos, constituye, precisamente, uno de los obstáculos principales que se presentan a los que desean cambiar de régimen.

El ácido úrico solubilizado que abandona los tejidos y pasa a la sangre es, como ya lo hemos visto, causa de numerosas molestias, que no siempre se soportan bien. Y no sólo eso, sino que muchas veces se piensa, erróneamente, que el régimen nuevo es perjudicial, cuando la realidad es muy otra. La incomodidad pasajera es considerada como una prueba de que las cosas no marchan bien. ¡Y, sin embargo, el proceso reparador se está ejerciendo! Es lo que en medicina natural se llama la crisis curativa.

Por eso, saberlo es fundamental. El enfermo que lo ignora volverá a las mismas de antes. El nuevo régimen será dejado de lado, para volver al anterior, que al eliminar el ácido úrico de la sangre y relegarlo al seno de los tejidos, será motivo de una sensación ilusoria, aunque en verdad se ha producido una reagravación.

Nada se consigue sin un pequeño sacrificio. Y menos la salud, cuando el enfermo se ha apartado de ella desde mucho tiempo atrás. Por lo demás, trascurrido ese período transitorio, los espesos nubarrones de la enfermedad se disiparán por completo. Para el paciente brillará entonces la nueva aurora de un futuro feliz. ¡Su vida valdrá la pena ser vivida!

El primer punto a tener en cuenta en la alimentación de estos enfermos es la moderación en la cantidad de alimentos. No se trata de que la persona pase hambre o se desnutra, sino de que coma con moderación. El artrítico casi siempre come demasiado. Esto es muy evidente en el gotoso, que goza extraordinariamente con los placeres de la mesa.

No bastará, pues, suprimir los alimentos perjudiciales y sustituirlos por los sanos, sino que además hay que comer con frugalidad, ya que un exceso de comida, aunque sea dentro del régimen recomendado, también será perjudicial.

El apetito exagerado de estos enfermos ya es un síntoma de su enfermedad. Por tanto, a medida que los consejos y aplicaciones prácticas ejerzan sus beneficiosos efectos, el apetito excesivo se irá normalizando y el enfermo podrá comer hasta saciarse sin caer en excesos. Pero al principio, cuando aún no han tenido tiempo de actuar, no queda más remedio que usar de la fuerza de voluntad para no comer demasiado.

Otro punto importante a tener en cuenta es la buena digestión de los alimentos. Hay artríticos que, a pesar de los trastornos digestivos que sufren, siguen todavía comiendo en exceso, y ayudándose tal vez de especias y bebidas. Por culpa del sobreesfuerzo a que someten a su estómago e intestinos, llega un momento en que los alimentos son mal digeridos, con lo que aumenta la formación de ácido úrico. Una mala digestión puede ser la causa provocadora que desencadene una crisis, ya sea de gota o de otra clase.

Después de comer es conveniente un descanso de media hora. Pero a algunos artríticos les resulta más beneficioso un ligero paseo de media hora. Esto depende de cuál sea la circulación de la sangre, pues hay enfermos robustos, con buena circulación, en los que un ligero ejercicio después de comer más bien les beneficia; en cambio, los que tienen el corazón débil o mala circulación de la sangre, harán mejor en descansar después de comer, aunque no siempre conviene dormir.

Deben evitarse todos los condimentos, aperitivos, etc., que inciten a comer demasiado. Hay que suprimir aquellas bebidas que excitan a comer en exceso. Es importante suprimir el vino y la cerveza. También se evitarán todos aquellos refinamientos culinarios que exciten demasiado el apetito.

Al principio, durante unos meses, conviene reducir la cantidad de proteínas algo por debajo del nivel normal medio, siempre que el enfermo no esté desnutrido por otros motivos. Esto se hace con el fin de disminuir los recambios internos, y de este modo disminuir la producción de ácido úrico.

Las grasas deberán reducirse mucho, aunque el artrítico no sea obeso, puesto que se ha observado que sin reducir la grasa, por muy riguroso que sea un régimen, apenas produce buenos efectos. No obstante, se podrá tomar cada día una pequeña cantidad de mantequilla, nata o aceite puro de oliva, a fin de no privar al organismo de las vitaminas contenidas en las grasas. Las grasas más perjudiciales son las de origen animal, con excepción de la mantequilla.

Deberán tomarse en abundancia los alimentos ricos en hidratos de carbono (frutas, verduras, patatas, cereales, etc.), escogiendo los que sean pobres en proteínas y no productores de ácido úrico. Se tomarán en bastante cantidad (sobre todo las frutas y verduras), para compensar la reducción de los demás principios alimenticios (proteínas y grasas).

Alimentos productores de ácido úrico

Son grandes productores de ácido úrico y, por lo tanto, *deben suprimirse totalmente:* carnes de cerdo, cordero, buey, ternera, caballo, jamón, sesos, hígado, riñones, corazón y demás vísceras, mollejas, caza, pato; mariscos, crustáceos, bacalao, anguila, atún, sardinas, caballas, carpa, sollo, etcétera.

Desde luego, ya se comprende que, suprimiendo las carnes, con mayor motivo se deberán suprimir las carnes en conserva, carnes ahumadas, embutidos, fiambres, etc., puesto que a los perjuicios debidos al ácido úrico, se añaden los debidos a otras sustancias perjudiciales que contienen.

El caldo de carne, además de alimentar muy poco, es perjudicial para los artríticos. Actúa únicamente como un excitante que produce una falsa sensación de fortaleza que dura muy poco tiempo, quedando después el enfermo más débil que antes de tomarlo. Todo lo contrario ocurre con los caldos preparados con vegetales, cereales, hortalizas, etc., que son mucho más nutritivos y tienen gran poder vitalizante, sustituyendo, pues, con gran ventaja al caldo de carne.

Hay pescados, especialmente las sardinas, anchoas, etc., que también producen ácido úrico y que, por tanto, deben suprimirse con todo rigor. Otros pescados, como la merluza y el lenguado, no tienen estos inconvenientes.

En resumen, hay que suprimir los alimentos productores de ácido úrico con todo rigor, al menos hasta obtener el resultado deseado.

Alimentos medianos productores de ácido úrico

Las legumbres secas (judías, garbanzos, lentejas, habas, guisantes, etc.) y las setas producen algo de ácido úrico. Por tanto deberán reducirse en los artríticos, y más todavía si tienen sensibilidad para ellas. Pero no deberán suprimirse por completo ya que son alimentos muy nutritivos que sustituyen a la carne.

Alimentos que no producen ácido úrico

Dentro de los alimentos del régimen vegetariano con leche y huevos, hay algunos que gozan de valiosas propiedades por aumentar las defensas, ser ricos en vitaminas y principios minerales y ser neutralizantes del ácido úrico. Tales son:

- La *leche,* es uno de los alimentos ideales para el artrítico. Sus proteínas son de alto valor, fácilmente digeribles y no producen ácido úrico. Además, sus vitaminas A y D son muy necesarias al artrítico. También tiene una favorable acción diurética (aumenta la orina) y eliminadora del ácido úrico.
- Los *derivados de la leche,* tales como el *requesón,* el *suero* y el *yogur,* excelente este último como postre; combina muy bien con la fruta.
- La *fruta.* En general, todas las frutas son útiles y de gran eficacia: plátano, piña, uva, pera, manzana, melocotón, ciruela, naranja, albaricoque, mandarina, pomelo; frutas oleaginosas (avellanas, nueces); fruta seca (higos, ciruelas, dátiles, uvas pasas); castañas. Las almendras, piñones, cacahuetes, etc., producen algo de ácido úrico y habrá que reducirlas.

  Las frutas son neutralizantes del ácido úrico, purificadoras de la sangre, aumentan la cantidad de orina y la eliminación del ácido úrico, proporcionan vitaminas, sales minerales, oligoelementos, enzimas y fermentos. La persona afectada de artritis debe hacer diariamente uso abundante de las frutas crudas, especialmente las siguientes: naranjas, mandarinas, limón, fresas, melón, sandía, pera de agua, manzana, etc. Por sus excelentes propiedades purificadoras, recomendamos de un modo especial la piña americana o ananás.

Los zumos de frutas tienen todas las virtudes de las frutas, con la ventaja, además, de que son alimentos líquidos que sustituyen a las bebidas perjudiciales. Proporcionan abundancia de vitaminas y son neutralizantes del ácido úrico. Son de fácil digestión. El zumo de manzanas es especialmente recomendado para antes, durante y después de las comidas; es extremadamente eupéptico.

Tanto la fruta como los zumos de frutas deben ser tomados en abundancia por estos enfermos y todos los enfermos en general, pues no sólo neutralizan y eliminan el ácido úrico sino que tienen valiosas propiedades curativas en muchas enfermedades.

- Las *ensaladas* son un plato muy recomendable para todos, pero en especial para los enfermos que deben combatir el ácido úrico. En las ensaladas se aprovechan las propiedades vitaminizantes, mineralizantes, purificadoras y neutralizantes de muchos vegetales, verduras y hortalizas que pueden tomarse en tal forma: lechuga, escarola, achicoria, diente de león, endivia, rábano, tomate, pimiento, zanahoria, pepino, cebolla, apio, berros, espinacas tiernas, guisantes tiernos, alcachofa cruda, coliflor cruda, remolacha, ajo, etc.

Las ensaladas deben ocupar siempre el primer plano en todo régimen vegetariano. Combaten el estreñimiento, purifican el intestino y la sangre, favorecen la formación de orina, descongestionan el hígado, proporcionan minerales y vitaminas y neutralizan el ácido úrico. Una ensalada abundante y lo más variada posible deberá ser el primer plato de cada una de las principales comidas del día.

Con el ajo, la cebolla y el puerro pueden hacerse, además como luego veremos en el tratamiento de la gota, curas especiales de asombrosa eficacia.

- Las *verduras* son alimentos imprescindibles que proporcionan al cuerpo vitaminas, sales minerales, celulosa y agua fisiológica. Casi todas –al igual que las ensaladas– son neutralizantes del ácido úrico; son purificadoras de la sangre; regulan el funcionamiento del intestino y combaten el estreñimiento; son diuréticas, etc.

    El hervirlas hace que pierdan algunas de sus propiedades, por lo cual la mejor manera de aprovechar todo su valor curativo es tomarlas crudas, en forma de ensalada, las que se presten para ello. Las que no puedan tomarse crudas se cocerán según las normas de la cocina de régimen.

- Los *cereales* son alimentos muy nutritivos, ricos en albúminas, fécula, vitaminas y sales minerales. Los más recomendables para estos enfermos son el trigo, la avena y el arroz, integrales. Estos cereales integrales y sus harinas completas fortalecen el intestino y mejoran su funcionamiento.

Mencionamos finalmente dos alimentos que aun cuando no producen ácido úrico, deben ser tomados con moderación por los artríticos, por ser muy ricos en proteínas y grasas. Nos referimos al *queso* y a los *huevos*.

El *queso* es un alimento sano y nutritivo, pero no conviene tomar más de 100-150 g de queso al día. Se procurará escoger los quesos que no sean demasiado grasos, que sean poco fermentados y poco salados. El queso demasiado salado puede desalarse dejándolo en remojo durante 24 horas en agua limpia y fría. El queso de crema es demasiado graso y no conviene a los artríticos.

Enfermedades causadas por el exceso de ácido úrico

Ya hemos visto que la retención del ácido úrico en los tejidos lleva a la formación de un depósito cada vez mayor de dicho ácido en esos mismos tejidos. Hay un estado de irritación que aumenta, y que termina por manifestarse a través del reumatismo crónico, gota, enfermedades de los ganglios linfáticos, enfermedades de la piel (urticaria, eczema), y una marcada disminución del poder de resistencia contra las infecciones: forúnculos, infección de las heridas. Eso, en lo que se refiere a la retención. Ahora, en cuanto a la invasión sanguínea por el ácido úrico, causante de las jaquecas, tenemos que ella es causante de otros trastornos: malas digestiones, trastornos del hígado, trastornos nerviosos, asma, enfermedades de las venas, arteriosclerosis, presión alta, cálculos renales, enfermedad de Basedow, etcétera.

Gota, artritis úrica o reumatismo gotoso

La *gota* o *reumatismo gotoso* es la más importante y característica de las enfermedades producidas por acumulación de ácido úrico en los tejidos en la proximidad de las articulaciones, en las orejas y en otros lugares del cuerpo. Dichas acumulaciones forman depósitos de ácido úrico cristalizado o tofos. Éstos pueden reventar y formar fístulas, que con frecuencia tardan mucho tiempo en curar.

La predisposición hereditaria tiene un papel considerable en la formación de la gota. Sin embargo, *sólo se produce en las condiciones de vida desfavorables* (comidas abundantes y abuso del alcohol). En los tiempos de guerra y de hambre, la gota prácticamente no suele presentarse.

El ataque aislado es provocado por infecciones, enfriamientos, sobreesfuerzos o excitaciones. Como luego veremos, el tratamiento corresponde al del reumatismo en general, debiendo concederse una especial atención a la dieta alimenticia.

Una dieta escasa, vegetariana, rica en alimentos frescos, es la forma de alimentación más adecuada para el paciente de gota. Gracias a ella, se ve menos afectado por las sustancias albuminoideas formadoras de ácido úrico y, debido al exceso de bases, elimina más fácilmente el ácido úrico. En principio, suele ser necesaria una dieta estricta de alimentos crudos.

En los capítulos siguientes hallará el lector un cumplido estudio de la gota y las indicaciones precisas para su tratamiento y curación por los métodos naturales: alimentación, plantas medicinales, aplicaciones de agua, baños de sol, aplicaciones de arcilla, etc.

Enfermedades de los ganglios linfáticos

Los ganglios linfáticos, llamados también *linfoglándulas* o *linfonódulos,* son unas masas de tejido linfático interpuestas entre los vasos linfáticos, en cuyo interior fluye la linfa en su recorrido desde los tejidos a la sangre. Los ganglios linfáticos están esparcidos por todo el organismo y reunidos en grupos (paquetes o estaciones ganglionares). Su función es doble: por una parte, producen los *linfocitos* (elementos corpusculares de la sangre que se incluyen en el grupo de los leucocitos o glóbulos blancos) y por otra detienen los microbios y las toxinas microbianas que desde los tejidos periféricos infectados (herida infectada, forúnculo, absceso, etc.), se vierten en la linfa e intentan alcanzar e infectar la sangre, produciendo una infección generalizada *(septicemia).* En esta obra eminentemente defensiva de detención microbiana, un ganglio o un paquete ganglionar entero suele pagar el tributo: se inflama, produciendo una *linfoadenitis.* Entre los paquetes ganglionares superficiales hay que recordar los que están situados a los lados del cuello, en las axilas, las ingles y las raíces de los muslos.

La *linfoadenitis* o *linfadenitis* es, como hemos apuntado arriba, la *inflamación aguda* o *crónica* de uno o más ganglios linfáticos, que generalmente es secundaria a procesos patológicos infecciosos de órganos o tejidos, cuya linfa desemboca en el grupo de ganglios afectados por la inflamación. En efecto, a partir del foco séptico (forúnculo, absceso, herida infectada, etc.), situado en el órgano o tejido, se vierten en la linfa microbios y toxinas microbianas; éstas y aquéllos son trasportados pasivamente por el torrente linfático y llegan a los ganglios linfáticos regionales, en donde se detienen y producen la inflamación linfadenítica.

Cuando, por ejemplo, se infecta una herida del pie y la infección se propaga a lo largo de los vasos linfáticos de la pierna hasta la raíz del muslo, los microbios y sus toxinas llegan al paquete ganglionar inguinal, que se inflama; análogamente, en el caso de una infección de la mano o del brazo, se inflaman los ganglios de la axila.

En otras ocasiones los microbios llegan al ganglio linfático a través de la sangre y no con la linfa.

Los antibióticos están indicados contra la infección que ha causado la linfoadenitis aguda, y por lo tanto también resuelven esta última afección.

Siendo el exceso de ácido úrico una de las causas fundamentales de la falta de defensa contra estas infecciones, todo cuanto se haga para combatir y evitar dicho exceso será positivo para evitar la linfoadenitis.

Entre las linfoadenitis crónicas hay que recordar la forma tuberculosa *(escrofulismo)*.

Enfermedades de la piel

Tanto el *eczema* como la *urticaria* no son solamente enfermedades de la piel. En realidad, son un modo de reaccionar del cuerpo humano frente a diversos factores perjudiciales.

No todas las urticarias ni todos los eczemas son por exceso de ácido úrico, sino que pueden aparecer también por otras varias causas que no podemos detallar aquí.

Tanto el eczema como la urticaria son reacciones eliminadoras de impurezas por la piel, evitando que se acumulen dentro del cuerpo. Si mediante un plan completo de vida sana y natural, debidamente aplicado, se libra el cuerpo de las impurezas perturbadoras causantes de estas afecciones, la persona recobrará la salud y el bienestar.

Siendo por tanto estas enfermedades de la piel una reacción de defensa del organismo para librarse de sustancias perturbadoras, un tratamiento adecuado y verdaderamente curativo de éstas debe procurar, en primer lugar, eliminar las toxinas que lo producen.

El *eczema* o *herpes* es la más importante y frecuente de las enfermedades cutáneas. Se distingue entre el eczema agudo, el crónico y el «común».

El *eczema* o *herpes* es la más importante y superficial de la piel con enrojecimiento, formación de pústulas, vesículas, costras y excoriaciones. Se distingue de la inflamación común de la piel cuando los estímulos, físicos, químicos o parásitos, son los culpables de su formación: cuando no permanecen limitados al lugar de su aparición, sino que emigran a la vecindad y persisten todavía cuando la causa externa ha desaparecido ya hace tiempo; de este modo, pueden presentarse, por ejemplo, en las piernas, cuando éstas han sido afectadas por un estímulo externo. Esto hace deducir erróneamente al paciente que el eczema es contagioso y trasmisible.

El *eczema crónico* es, casi siempre, seco, aparece sólo ligeramente enrojecido y tiene un cierto parecido con el eczema escamoso o psoriasis. Se presenta en la forma de pequeños nódulos rojizos, cubiertos de escamas, en cuyas proximidades suelen hallarse pequeñas vesículas y costras. Los asientos preferidos son la flexura de la rodilla y del codo, axila, región inguinal, rostro (especialmente la región del mentón), manos, plantas de los pies, así como la nuca y el lugar de arranque de la cabellera (principalmente entre las mujeres). Tiene su origen frecuente en las alteraciones del metabolismo (exceso de ácido úrico); en la hipersensibilidad frente a determinadas sustancias (alergia) alternada a menudo con asma bronquial; en la lactancia y primera infancia, en la intolerancia a la leche, así como en la llamada costra de leche en la adiposis, abuso de tabaco, alcohol, en la diabetes, en el catarro intestinal crónico, en el estreñimiento, en la inflamación renal, etc.

Algunas profesiones provocan un eczema profesional: eczema del panadero, eczema de los tintoreros, peleteros, en los trabajadores que, por ejemplo, entran en contacto con ácido carbónico, entre los peluqueros por el contacto con los tintes empleados para el cabello. Muchas veces se hace necesario un cambio de profesión. La aparición de los eczemas profesionales solamente es posible cuando existe una disposición interior, casi siempre en individuos de piel seca y deficiente capacidad de eliminación.

El *eczema común* es una mezcla de eczema agudo y crónico. Enrojecimientos, formación de nódulos, vesículas, pústulas, costras, escamas y superficies húmedas se alternan entre sí, o existen simultáneamente en distintos lugares. Excoriaciones, pequeñas grietas y lesiones cutáneas provocan dolores y ocasionan malestar, sobre todo por el calor, así como picazón al estar en la cama. Las reacciones psíquicas debidas a las manifestaciones cutáneas son frecuentes y por su aspecto inhiben al paciente incluso en su actividad profesional.

Para el *tratamiento*, la medicina natural utiliza también pomadas grasas neutras (aceite de oliva), a fin de mantener suave la piel, pero sin ignorar que esto no basta para la curación. Un eczema sólo se cura desde dentro, nunca por un tratamiento de pomadas.

En cualquier afección eczematosa es importante cuidar, sobre todo, la dieta, de acuerdo con las directrices generales que hemos señalado contra el ácido úrico, y con estricta prohibición de sal común.

Están indicados los baños de medio cuerpo y totales, aumentando progresivamente la temperatura del agua, con baños calientes continuos de una a dos horas, y subsiguiente envoltura, baños con plantas medicinales, por ejemplo, con cola de caballo. Son muy buenos los baños de sauna, así como las camisas de lodo.

En el eczema agudo, es de notable eficacia curativa una ducha, repetida varias veces al día, con agua fría, seguida inmediatamente de toques secos. En el eczema crónico, lavados con agua muy caliente o tratamientos de vapor. En ambos casos pueden utilizarse envolturas de arcilla; en el eczema crónico, baños de sol.

La *urticaria* es una erupción cutánea rojiza, acompañada de intenso picor, ligeramente protuberante, debida a la hipersensibilidad ante determinadas sustancias (alergia). En las crisis intensas, antes de que surja la erupción, ya el enfermo puede estar inquieto y tener dolor de cabeza, malestar, fiebre, lengua cargada y opresión en el pecho. Si la erupción tarda en aparecer o, una vez comenzada, retrocede, el estado del enfermo puede agravarse, aumentando la angustia y ansiedad. Éste es otro hecho que pone de manifiesto que la urticaria es una reacción defensiva o crisis purificadora, que libra al cuerpo de sustancias tóxicas. La erupción hace que disminuyan los síntomas anteriores. Al cabo de uno o varios días el picor desaparece y la erupción se seca, desapareciendo sin dejar rastro. Después de la crisis de urticaria, el artrítico se encuentra mejorado debido a la purificación que ha tenido lugar. No todas las urticarias son debidas al ácido úrico. Por ejemplo, en una persona sana puede aparecer crisis de urticaria por haber tomado algún alimento averiado (pescado, marisco, embutido, etc.). En este caso el cuerpo se defiende contra las toxinas contenidas en los alimentos averiados, destruyéndolas y eliminándolas por la piel, donde producen el enrojecimiento y el picor característico de la urticaria.

Los artríticos ya están predispuestos por su misma enfermedad a sufrir crisis de urticaria por diversas causas ocasionales. En estos casos la crisis de urticaria viene a ser como un sustituto del ataque de gota.

Muchos médicos han visto enfermos de asma que, después de padecer una fuerte crisis de urticaria, han quedado curados para siempre del asma. En tales enfermos la urticaria ha servido de crisis curativa poderosa, y ha sido capaz de librarlos para siempre de las sustancias perjudiciales causantes de su asma.

La constitución enfermiza de los artríticos predispone a padecer las diversas manifestaciones del artritismo, entre ellas la urticaria. «La medicina natural –dice el doctor Vander–, con su teoría de las sustancias perturbadoras, ha permitido explicar de un modo claro y completo el problema de la urticaria y sus relaciones con el artritismo, sentando además las bases de un tratamiento verdaderamente curativo, que persigue la eliminación de las sustancias perturbadoras, ya que faltando éstas no puede producirse la urticaria».

En cuanto al tratamiento de la *urticaria*, diremos que en todos los casos está indicada una limpieza a fondo de los intestinos mediante laxantes y enemas. Una dieta pobre en sal, rica en frutas y verduras y exenta en todos aquellos alimentos a los cuales sea hipersensible el paciente. Después de un prolongado ayuno a base de zumos, puede desaparecer por completo la alergia. Localmente se aplicarán compresas frías, duchas frías, envolturas de arcilla, etc.

También están indicados los procedimientos sudoríficos que ayudan a eliminar las sustancias perturbadoras causantes de la urticaria y, además, son calmantes del picor. Es algo calmante del picor el vinagre corriente diluido: media tacita de vinagre en un litro de agua.

Jaquecas

Recordemos el importante descubrimiento del doctor Alexandre Haig, al que nos hemos referido al comienzo del presente capítulo, y que le llevó a la siguiente conclusión: «La causa de mis ataques de dolores de cabeza no es, ni puede ser otra que la intoxicación de mi sangre por el ácido úrico. Luego, cuando el ácido úrico que invadió la sangre es expulsado por medio de la orina, el dolor de cabeza cesa inmediatamente».

No hay que confundir la jaqueca con el dolor de cabeza corriente, que puede ser debido a muchas causas. La jaqueca es una verdadera enfermedad, crónica, que se caracteriza por presentar de vez en cuando ataques de dolor de cabeza de un solo lado (hemicránea).

Son muchos los autores que consideran la jaqueca como una manifestación de artritismo, y con ello dan la razón al doctor Haig. Ciertamente, si indagamos profundamente en las causas de la jaqueca, veremos que siempre se encuentra un estado de intoxicación crónica, la enfermedad latente, producido por la acumulación de sustancias perjudiciales, entre ellas el ácido úrico, aunque no es la única.

«Esta intoxicación, causa de la jaqueca, pocas veces es debida –señala el doctor Vander– a excesos en el comer y en el beber. Los enfermos de jaqueca, a diferencia de los gotosos, más bien tienen poco apetito. Así pues, la jaqueca generalmente no es debida a excesos de comida y bebida. La intoxicación de estos enfermos se explica por la poca capacidad de su organismo para defenderse de las impurezas y sustancias de desecho, que se producen normalmente y que en las personas sanas son eliminadas o neutralizadas fácilmente gracias a los órganos encargados de esta misión (hígado, riñones, piel, etc.).

A cada momento, y por diferentes caminos, entran impurezas en nuestro cuerpo. Pero en la persona sana y normal –prosigue el referido doctor–, estos venenos son inmediatamente eliminados, trasformados o neutralizados a fin de que no puedan perjudicar. Pues bien, en los enfermos de jaqueca falla este mecanismo de defensa contra las sustancias perjudiciales. Este fallo es consecuencia del artritismo de los antepasados, que legaron a sus descendientes una constitución defectuosa, que los pone en estado de menos defensa contra los venenos».

Todo esto nos permite considerar la jaqueca como una manifestación del exceso de ácido úrico en la sangre. Además, gracias a estos conocimientos, nos es posible establecer un tratamiento curativo eficaz de la jaqueca, que no sólo haga desaparecer total y definitivamente los ataques, sino que modifique profundamente la constitución de la persona, trasformándola en un ser sano en todos los aspectos.

Existen otras causas que influyen en la jaqueca: el exceso de trabajo físico o mental; la alimentación inadecuada por ser escasa o desequilibrada o contener abundancia de toxinas; las preocupaciones, los disgustos. Pero además hay otros factores que pueden determinar el momento de aparición de los ataques de jaqueca: una comida demasiado abundante; un alimento que ha sentado mal; bebidas alcohólicas o tabaco en las personas no acostumbradas, o un exceso de ellos en las que ya están habituadas; el no haber evacuado el vientre; el no haber dormido la noche anterior; un enfriamiento; el cansancio excesivo; etcétera. En las mujeres son frecuentes los ataques que coinciden con cada menstruación.

La inmensa mayoría de los enfermos de jaqueca padecen también trastornos y enfermedades del aparato digestivo o del hígado. Y estos trastornos digestivos pueden también ser causa determinante del momento del ataque. Por ejemplo, es frecuente el estreñimiento entre los enfermos de jaqueca.

El ataque de dolor de cabeza suele aparecer bruscamente, a veces por la mañana al levantarse, en ayunas; otras veces después de desayunar o de comer. También es frecuente que aparezca después de cenar.

El principal síntoma del ataque es el dolor en un lado de la cabeza. El dolor puede correrse a la cara y, a veces, hasta el cuello. Puede ser más o menos fuerte, desde una pesadez o sensación de cabeza vacía hasta un dolor intenso o punzante, que exaspera al enfermo. Casi siempre hay náuseas, que pueden durar todo el día y que van desapareciendo lentamente, junto con el dolor, o que pueden conducir a un vómito que ponga fin bruscamente al dolor de cabeza.

El ataque puede durar desde unas horas a dos o tres días seguidos. Puede terminar bruscamente, tal como vino, o lentamente. A veces un vómito o una diarrea hacen que cese el dolor. En algunos enfermos el dolor se calma al conciliar el sueño, y se despiertan completamente bien.

Entre los ataques, el enfermo suele encontrarse relativamente bien. Pero es raro que tenga el buen aspecto y el temperamento alegre y optimista de los enfermos de otras manifestaciones del artritismo.

Contra la jaqueca, además de seguir los consejos generales que se dan para la gota y manifestaciones úricas en general, se recomienda el reposo en cama en una habitación oscura y sin ruidos. Mientras dure el dolor no hay que comer ni beber nada. Para calmar el dolor se aplicarán compresas frías en la frente, o bien chorros de agua fría en la cabeza y en la nuca. El baño de asiento con fricción con agua fría muchas veces corta el ataque de jaqueca. También es útil el baño de pies caliente, añadiendo mostaza al agua del baño. Un excelente calmante es el baño de pies frío, de 30 segundos de duración, antes de acostarse.

Trastornos del aparato digestivo

El exceso de ácido úrico en la sangre suele producir algunos de los siguientes trastornos digestivos: apetito exagerado o disminuido, mal gusto de boca, lengua cargada, eructos agrios, náuseas, vómitos en ayunas o después de comer, ardor de estómago, gases, malas digestiones, estreñimiento, etc. Estos síntomas varían de un enfermo a otro. Generalmente son más o menos crónicos, con pequeñas crisis agudas de vez en cuando.

Como son artríticos, además de los trastornos digestivos, estos enfermos pueden presentar gota o alguna otra de las manifestaciones típicas del artritismo. Pero hay enfermos en que su artritismo sólo se manifiesta por trastornos digestivos, sin ninguna otra manifestación.

Puede haber ataques de dolor muy fuerte en el estómago o intestino, que son sustitutos del ataque de gota, pero no son frecuentes. Es más frecuente que la crisis de eliminación de ácido úrico tenga lugar por el intestino en forma de diarrea con pocos dolores.

Estos trastornos sólo pueden curarse curando el artritismo, y para ello vale cuanto se dice más adelante para el tratamiento de la gota.

Trastornos del hígado

Gran parte de los trastornos de la digestión en los artríticos son debidos a que su hígado funciona mal y está fatigado por el sobreesfuerzo continuo que se ha visto obligado a hacer para neutralizar los venenos producidos por la alimentación antinatural. Los artríticos manifiestos y crónicos, casi siempre tienen un hígado grande y padecen trastornos digestivos, que pueden ser debidos directamente al artritismo, a la enfermedad del hígado o a ambas cosas.

Según que el hígado asegure bien o mal ciertas trasformaciones, ciertas operaciones de síntesis o de regulación, el medio sanguíneo es normal o desequilibrado en una o varias de sus partes.

El hígado trasforma los residuos nitrogenados en urea, con objeto de su eliminación por la vía renal. Si esta trasformación es imperfecta o si el riñón no halla en la sangre las hormonas o las sales biliares necesarias para la realización de todas sus funciones, una parte de la urea no es eliminada y permanece en la sangre, determinando la *uremia*. Si es el ácido úrico el que permanece en el organismo, se dice que hay *uricemia,* o más bien, hiperuricemia, pues la cantidad de ácido está generalmente en exceso. La *azoemia* indica una acumulación de nitrógeno total, lo que se produce cuando el hígado no consigue trasformar en urea el nitrógeno excedentario que no es pues eliminado y permanece anormalmente en los humores.

Los principales síntomas del mal funcionamiento del hígado en los uricémicos son: inapetencia o bien apetito irregular o caprichoso; vómitos líquidos por las mañanas, en ayunas; vómitos después de comer; mal gusto de boca; lengua blanca, cargada; indigestiones; digestiones pesadas y lentas; diarreas; gases intestinales; deposiciones muy malolientes; a veces estreñimiento; insomnio; sueño después de comer; irritabilidad nerviosa.

Estos enfermos, además del tratamiento general para combatir el exceso de ácido úrico, deben seguir las indicaciones específicas para las enfermedades del hígado.

Trastornos nerviosos

En los enfermos de uricemia suelen juntarse varios factores perjudiciales para los nervios: malas digestiones, trastornos del hígado, estreñimiento, etc. En realidad, por ser el sistema nervioso una parte tan noble y delicada del cuerpo humano, cualquier trastorno o enfermedad corporal puede repercutir sobre él. Por esto no es de extrañar que muchos uricémicos tengan algún trastorno nervioso: tristeza, depresión, rarezas del carácter, inquietudes inmotivadas, fatiga mental, dolor de cabeza, palpitaciones nerviosas, angustia, mareos, debilidad sexual, disminución de la memoria, etc.

Todo uricémico nervioso debe seguir el tratamiento general que se indica para la gota. Los alimentos ricos en vitamina B son especialmente beneficiosos para el buen funcionamiento del sistema nervioso; también son recomendables los baños de sol, los chorros de vientre, caderas y piernas con agua fría; el baño de tronco templado o frío, de larga duración, etc.

Asma

El asma es la expresión de un deficiente abastecimiento del cuerpo en oxígeno, o una insuficiente espiración del ácido carbónico desarrollado en el metabolismo. En algunos casos, el asma expresa simplemente una incrementada excitabilidad del centro respiratorio.

Cuando el hígado fabrica venenos bajo la incitación del contacto, de la inhalación o de la absorción de ciertas sustancias, o cuando no llega a neutralizar las toxinas, debido a la deficiencia de algunas de sus funciones, pueden sobrevenir trastornos alérgicos. Las toxinas así elaboradas o preservadas alcanzan los centros nerviosos o endocrinos, desencadenando por su parte una respuesta. Los trastornos alérgicos son la traducción de esta respuesta. Algunas manifestaciones hormonales pueden atenuar o acentuar estos trastornos. Es así que, en las mujeres, se encuentran a menudo perturbaciones de la menstruación conjugadas con crisis de asma, y en el embarazo se puede registrar tanto una desaparición de las crisis como su agravación o su aparición.

Como la mayoría de las formas de eczema, el asma y la fiebre del heno son *manifestaciones de la diátesis artrítica.* Si las crisis sobrevienen las más de las veces a consecuencia de excitaciones provenientes del exterior, esto no son más que causas secundarias, y se descubre siempre un desarreglo de la función hepática en el asmático; el asma no regresa más que en la medida en que el equilibrio de esta función es restablecido.

Enfermedades de las venas

El estado de intoxicación prolongada conduce a veces a modificaciones patológicas; así, las paredes venosas pueden alterarse y las válvulas deformarse. Debajo de la válvula, la vena se dilata, la pared se distiende y se atrofia; aparecen las *varices*.

El fenómeno comienza en la región superior de una vena, después se propaga descendiendo; la válvula inferior soporta la presión de la sangre que ya no retiene la válvula superior, y así sucesivamente, aumentando el peso de la columna sanguínea tras cada fallo de una válvula.

Las *hemorroides* (almorranas) son varices, generalmente abiertas, situadas arriba o abajo del esfínter anal, según que sean internas o externas. Se las encuentra cada vez con más frecuencia porque son consecutivas a la intoxicación de la sangre y a la flacidez de los tejidos consecuente a aquélla.

La sangre se carga de desechos no evacuados, se espesa y no asegura bien los intercambios de la nutrición; los tejidos mal alimentados, insuficientemente oxigenados, devienen flácidos. Las venas están en contacto permanente con la sangre negra, espesa y cargada de más toxinas de las que debería acarrear; sus células no son renovadas como haría falta y se mantienen en estado latente de asfixia.

Según la profesión o la actividad, las toxinas, obedeciendo la ley de la gravedad, se acumulan en las piernas si se está mucho de pie, o en el ano en los que están siempre sentados. Sin embargo, el origen es siempre la obstrucción del filtro hepático, que provoca la acentuación del empuje en la vena porta, lo que tiene igualmente por efecto acrecentar la tensión de las venas de la parte inferior del cuerpo y hacer hinchar las del ano.

Las crisis de dolor e inflamación que tienen algunos uricémicos en las venas dilatadas son crisis curativas, verdaderas reacciones de defensa encaminadas a destruir el exceso de ácido úrico. Esto explica que después de cada crisis los enfermos se encuentren mucho mejor que antes. Tienen, pues, el mismo valor que el ataque agudo de gota en el dedo gordo del pie.

Es fácil comprender que la primera medida de protección consiste en fluidificar la sangre; en acelerar su circulación; después, en buscar los medios apropiados para tonificar los vasos.

No debemos ocultar que la regresión de las varices es lenta; de todas maneras, se pueden conseguir buenas mejorías gracias al tratamiento natural.

Las hemorroides, por su parte, exigen a veces mucho tiempo para atenuarse, pues a menudo están en relación con el equilibrio glandular. Sólo en la medida en que el organismo recupera su equilibrio general desaparecen sus incomodidades. Con la terapéutica naturista, esto se consigue muchas veces pronto; a veces hace falta paciencia y perseverancia.

Cálculos renales

Se desarrollan cuando las mucosas de los conductos uriníferos no disponen de suficientes sustancias de protección para impedir la separación de las sales contenidas en la orina. Las piedras pueden estar formadas por ácido úrico, oxalatos, carbonatos o fosfatos.

Los cálculos del riñón pueden ser muchos o haber uno solo. Pueden dar o no síntomas. Pueden desprenderse del lugar en que se han formado, dando un cólico del riñón y después de más o menos molestias ser expulsados con la orina.

No vamos a detenernos a describir los síntomas de esta enfermedad, pues ello escapa a los límites del presente trabajo. Lo que aquí nos interesa, especialmente, es poner de relieve la relación que existe entre el mal de piedra y el artritismo y cómo se puede conseguir la curación mediante un plan completo de vida sana y natural que produzca una trasformación profunda del enfermo.

Veamos cómo se forman los cálculos. Como ya hemos visto, el ácido úrico es una sustancia inservible y de desecho, que se forma normalmente en el cuerpo y que debe ser eliminada. La eliminación del ácido úrico por la orina es una de las maravillas del cuerpo humano. Este prodigio, el cuerpo lo consigue mediante ciertas sustancias muy complicadas, que los riñones fabrican y vierten en la orina. Tales sustancias son las que mantienen el ácido úrico disuelto.

En el caso del mal de piedra o litiasis renal, falla el poder de los riñones de mantener disuelto el ácido úrico en la orina hasta que se expulsa al exterior. Entonces el ácido úrico tiene tendencia a separarse de la orina y depositarse en forma de piedras o de arenillas. Ésta es la causa fundamental del mal de piedra.

De todas las enfermedades relacionadas con la uricemia, tal vez ninguna presenta relaciones tan visibles con el ácido úrico como la litiasis renal. Los enfermos de calculosis no solamente tienen la constitución típica de los artríticos, sino que en todo lo demás tienen una notable semejanza con los gotosos, pues también acumulan ácido úrico, que así como en los gotosos se deposita en las articulaciones, en los enfermos de piedra se deposita en el riñón en forma de cálculo. Es más, es frecuente encontrar gotosos que a la vez tienen piedras, y calculosos que de vez en cuando tienen ataques de gota. La relación es, pues, muy directa y aparente.

LA GOTA

*La gota es una enfermedad que, prácticamente
desaparecida durante la guerra, está aumentando
proporcionalmente a la difusión del bienestar. De este
hecho se deduce que, en su génesis, aparte de factores
constitucionales hereditarios, entran evidentemente, en
gran medida, factores dietéticos y el género de vida.*

La *gota*, llamada también *artritis úrica,* es una enfermedad que
afecta especialmente algunas articulaciones (de aquí el nombre
de «artritis») y se caracteriza por una alteración del recambio del
ácido úrico (de donde el apelativo de «úrica»).

Explicaremos primero este segundo concepto, que es fundamental para la comprensión de la génesis y del modo con que
se manifiesta la enfermedad.

En todas las células de nuestro organismo existen unas sustancias sumamente importantes, los ácidos nucleicos, depo-
sitarios de todos los caracteres genéticos y reguladores de las
actividades vitales que realiza la célula. Todos los días, millones
de células se destruyen por desgaste o porque han terminado su
ciclo fisiológico, que puede ser también muy breve (de lo que
son ejemplo las células progenitoras de los glóbulos rojos). Por
lo tanto, se libera y queda inútil una cierta cantidad de estos
ácidos nucleicos. Entonces comienza un proceso de destrucción de dichas sustancias *(catabolismo)* que lleva a la formación

de sustancias más simples, llamadas *purinas,* hasta llegar al último *catabolito,* que es el ácido úrico. Una pequeña parte de *ácido úrico* procede directamente de las purinas que no se derivan de los ácidos nucleicos, pero la mayor parte se origina en estos últimos.

El *ácido úrico,* o una sal suya (urato monosódico), son los responsables de la sintomatología de la gota. En realidad, se ha demostrado que, en los gotosos, hay un aumento de dicho ácido en la sangre, donde de 4-5 por 100 puede ascender hasta 15-20 por 100. El ácido, al depositarse en forma de pequeñísimos cristales en los tejidos articulares, en una primera etapa determina la aparición del ataque agudo de gota y más tarde las deformaciones permanentes de las articulaciones mismas, comprometiendo los tejidos vecinos hasta la aparición de las características inflamaciones, los *tofos,* que contienen cristales de ácido úrico.

Desde el punto de vista clínico, la gota se manifiesta en forma de:

- *gota aguda (artritis úrica aguda)* caracterizada por la presentación más o menos frecuente de accesos gotosos agudos, consistentes en artritis dolorosas que afectan a una o más articulaciones, y
- *gota crónica (artritis úrica crónica)* caracterizada por el depósito de los llamados *tofos* (concreciones de ácido úrico precipitado en el líquido sanguíneo) en los tejidos articulares y periarticulares y deformación de las articulaciones afectadas, con el trastorno funcional más o menos notable de éstas.

Definida así la gota, no debería incluirse entre las enfermedades del metabolismo (diabetes, obesidad, etc.), ya que no existe en el organismo del gotoso una desviación o una detención de los productos intermedios del proceso normal de la desintegración catabólica de los ácidos nucleínicos, sino únicamente —como hemos indicado ya— un destino anormal del ácido úrico que se forma habitualmente como producto final del proceso desintegrativo. Si se la continúa, no obstante, incluyendo entre las enfermedades del recambio, es porque la gota es difícil de clasificar patogenéticamente, ya que desconocemos el verdadero origen de la enfermedad.

Algo de historia

La enfermedad es conocida desde los tiempos remotos, ya que Hipócrates (en sus célebres aforismos), Galeno, Areteo de Capadocia, Cello, Aurelio y otros médicos de la antigüedad la mencionan como consecuencia de la vida licenciosa y una alimentación suculenta. Los médicos árabes y bizantinos describieron claramente sus ataques, y Demetrio Pepagómenos publicó un tratado completo de la afección. Sin embargo, hay que llegar hasta el siglo XVII para encontrar en Sydenham una descripción precisa de la clínica de esta afección (descripción que resultó fácil porque él mismo era gotoso). Distinguida claramente de las enfermedades articulares, fue reconocida después como una uricemia por Wollaston y Garrod. Modernamente, las investigaciones bioquímicas de Fischer y Burian, Umber y Retzlaff definieron mejor la patogenia de la gota.

La palabra «gota» aparece por primera vez en documentos históricos de la segunda mitad del siglo XIII (Edad Media) y parece que deriva de la palabra latina *gutta* (gota) en relación con la creencia patogenética de los médicos árabes y cristianos de la época, que referían el origen de esta afección a una infiltración —«gota a gota»— de humores sanguíneos malsanos en el interior de las articulaciones, donde precipitarían después de haber inflamado los tejidos articulares.

Síntomas

La gota es una enfermedad de evolución por accesos. La primera crisis empieza bruscamente, a menudo de noche, y tiene como localización el dedo gordo del pie, pero frecuentemente se manifiesta también en los dedos de las manos, en las muñecas, en los tobillos. Cuando están afectadas las articulaciones de los pies se habla de *podagra*.

Esta crisis puede ir precedida de síntomas premonitorios diversos: se notan ligeras punzadas a nivel del dedo gordo del pie; el pie duele si se toca. Una sensación de cansancio invade progresivamente al individuo; duele la cabeza; la digestión se hace difícil, larga. El sistema nervioso está tenso, el enfermo está inexplicablemente irritable, todo le desagrada y le pone nervioso.

El dolor durante la crisis es intenso, tanto que, a menudo, hace insoportable al enfermo el peso de las ropas de la cama. La zona dolorosa está tumefacta, enrojecida. También puede haber fiebre. Al final del ataque, la articulación queda dolorida, entumecida, es asiento de prurito y de diminuta descamación cutánea.

La crisis dura algunos días (desde 3 a 14 días) y no deja huellas; los ataques sucesivos se hacen cada vez más graves y prolongados, manifestándose en las mismas o en otras articulaciones. Los intervalos sin síntomas son de duración distinta, pudiendo variar de algunos meses a semanas.

A la vuelta de varios años, tras repetidos ataques agudos, en sujetos que no sean tratados, pueden aparecer los signos de una lesión crónica de la articulación afectada. Se trata de deformidades permanentes, en ocasiones graves, que comprometen la motilidad de las manos y de los pies. En esta fase crónica de la enfermedad, los tofos hacen su aparición, aunque, a veces, hayan aparecido muy precozmente. Se trata, como ya hemos apuntado, de acúmulos de cristales de ácido úrico y de productos de desintegración de los tejidos, que aparecen bajo la piel. Tienen un color amarillento; al principio son pastosos, luego se hacen cada vez más consistentes, hasta llegar a ser durísimos. Se forman en el pabellón auricular y alrededor de las articulaciones, sobre todo de las manos y de los pies.

La *gota aguda* es típicamente *accesional,* ya que consiste en *accesos gotosos agudos* más o menos frecuentes, con intervalos libres de bienestar absoluto. El acceso gotoso agudo aparece con mayor frecuencia durante las horas nocturnas, o en la primera parte de la mañana; suele presentarse brusca y repentinamente en pleno bienestar, aunque también puede aparecer –como más arriba hemos apuntado– después de ligeros síntomas premonitorios: malestar general indefinible, sensación de cansancio, molestias digestivas, módica reacción febril, ligera sensación dolorosa en la articulación que después sufrirá el ataque.

Se invocan como causas ocasionales del desencadenamiento del ataque, un enfriamiento, un abuso dietético o alcohólico, un trauma local sobre la articulación, un esfuerzo físico, un gran susto u otra emoción viva.

Con la presencia o no de una causa desencadenante y de síntomas premonitorios, el acceso gotoso surge bruscamente con toda su violencia, afectando casi siempre a la articulación metatarsofalángica del dedo gordo del pie; aparece en dicha zona un dolor lancinante, es decir, violento y agudo, hasta hacerse insoportable incluso el ligero contacto de las sábanas sobre la zona afectada, la cual se hincha y enrojece, apareciendo la piel tensa, reluciente, enrojecida, caliente y con las venas superficiales muy visibles.

El dolor violento local –que casi siempre se acompaña de fiebre y escalofríos, cefalea, inapetencia, náuseas, agitación neuropsíquica, etc.– suele durar pocas horas, y se atenúa progresivamente hasta cesar por completo, dejando un ligero dolorimiento. Pero a la noche siguiente el acceso se repite con igual violencia y con análoga sintomatología; de esa forma se va repitiendo durante varias noches ininterrumpidamente hasta el máximo de 8-10 días, o poco más.

Cuando el acceso se ha superado, el paciente vuelve inmediatamente al pleno bienestar, y la articulación afectada se deshincha rápidamente y adquiere su color normal; durante algunos días después queda únicamente un dolorimiento que se exacerba por la presión, y por cuyo motivo el paciente prefiere no calzarse los zapatos.

Después de este primer ataque gotoso que afecta a la articulación metatarsofalángica del primer dedo del pie (y que por eso recibe el nombre de *podagra),* suelen aparecer otros; el intervalo libre entre el primer ataque y los siguientes es variable y puede ser de semanas, meses y hasta de años; pueden afectar a la misma articulación u a otras (rodilla: *gonagra,* hombro, dedos de las manos, codo, columna vertebral, etc.).

El comportamiento del ácido úrico en la sangre *(uricemia)* y en la orina *(uricuria)* es característico poco antes, durante e inmediatamente después del acceso; la cantidad del ácido úrico sanguíneo empieza a elevarse por encima de su valor normal (de 2 a 5 miriagramos por 100 de sangre) inmediatamente antes del acceso, y aumenta rápidamente durante el propio acceso, para disminuir después progresivamente; la cantidad de ácido úrico en la orina disminuye, en cambio, durante las horas que preceden al ataque y durante su fase inicial; se hace abundante durante la fase terminal del acceso y poco después de su resolución. La orina es escasa y oscura al iniciarse el ataque y durante el curso de éste, y en cambio es abundante al acabar aquél.

La uricemia

Aun cuando en el capítulo anterior ya nos hemos ocupado de ella, no estará de más, recordar aquí algunos conceptos básicos. *Uricemia* literalmente significa *«ácido úrico en la sangre»,* pero con esta significación no tiene sentido, ya que en condiciones normales el ácido úrico está presente en la sangre en cantidades mínimas sin producir ningún trastorno; normalmente con este estado se suele indicar un estado de *hiperuricemia,* o sea, de aumento del contenido de ácido úrico en la sangre por encima de su valor normal (2-5 miriagramos por 100 de sangre).

El ácido úrico existente en la sangre tiene un doble origen: *exógeno* (externo) y *endógeno* (interno), pues representa el producto final del metabolismo orgánico de las nucleoproteínas de los alimentos ingeridos y de las células de nuestros tejidos que al envejecer se van desintegrando.

Existen, por lo tanto, dos formas de *hiperuricemia:* la *exógena,* es decir, de origen externo o alimenticio, provocada por la ingestión de alimentos ricos en nucleoproteínas (criadillas, anchoas, etcétera), y que por lo tanto producen abundante ácido úrico en nuestro organismo; y la *endógena,* es decir, de origen orgánico interno, que se produce independientemente de la ingestión de los alimentos, por ser la consecuencia de la alteración del metabolismo de las nucleoproteínas que originan, como hemos indicado, el ácido úrico.

La *hiperuricemia* representa el sustrato patológico de la *gota,* ya que el ataque gotoso no es más que la manifestación clínica de un estado hiperuricémico.

La *uricuria* es la eliminación del ácido úrico por la orina.

Finalmente, para aclarar ideas, vamos a referirnos a la *uremia,* que algunos confunden –cosa, por otra parte, muy comprensible en el profano– con la *uricemia.*

La *uremia* es el acúmulo en la sangre de sustancias nitrogenadas del metabolismo orgánico (urea, ácido úrico, etc.) por incapacidad más o menos total de eliminarlas por los riñones con la orina. Por eso la uremia es siempre la fase tóxica terminal de cualquier forma progresiva de insuficiencia renal por nefritis crónica.

La *urea* es un componente normal de la orina que se forma en todos los órganos (aunque sobre todo en el hígado) y que representa el producto final del *metabolismo orgánico* de las sustancias nitrogenadas. Cuando la alimentación contiene muchas sustancias nitrogenadas o proteínas (carnes, huevos, etc.), la tasa normal de urea en la orina aumenta (normal: 15-20 gramos por litro). También aumenta la cantidad de urea en sangre en el rápido adelgazamiento a consecuencia de las sustancias nitrogenadas que quedan libres por la desintegración celular de los tejidos.

La *uremia* es una verdadera autointoxicación, ya que las escorias nitrogenadas son verdaderos venenos para nuestro organismo, que pueden provocar la muerte del individuo cuando alcanzan una cierta concentración en la sangre.

La gota crónica o artritis gotosa

La *gota crónica* se instaura después de frecuentes y repetidos accesos agudos de gota; puede también aparecer con los caracteres de cronicidad desde el principio, sin los ataques agudos precedentes. Se caracteriza la gota crónica por dos síntomas fundamentales:

1. *La presencia de tofos,* que son masas de ácido úrico precipitado de la sangre, que aumentan de tamaño lentamente hasta alcanzar el de una nuez y hasta de un huevo. Se forman cerca de las articulaciones (sobre todo de la mano), a lo largo de los ligamentos prearticulares y de los tendones musculares en las cabezas óseas, bolsas serosas, esqueleto cartilaginoso del pabellón de la oreja.

   Estos tofos son al principio blandos y dolorosos, y después se hacen sucesivamente indoloros y muy duros, llegando a mostrar una dureza pétrea cuando se calcifican. En un momento dado pueden regresar y desaparecer, pero lo corriente es que crezcan lentamente de volumen, apareciendo como una nudosidad blanco-amarillenta a través de la piel que los cubre, la cual está distendida y adelgazada; a veces dicha piel, cuando el tofo es muy voluminoso, acaba por ulcerarse, permitiendo la exteriorización del contenido del tofo (masa pastosa formada de cristalitos de ácido úrico, de sodio, de calcio, de colesterol y detritus celulares). Estos tofos abiertos al exterior pueden infectarse con facilidad y supurar.

2. *La deformación progresiva de las articulaciones,* a consecuencia de los tofos y sobre todo de las alteraciones anatómicas que se producen en los diversos elementos constitutivos de las articulaciones (desviaciones de las cabezas óseas articulares que pueden también subluxarse, hipertrofia y retracciones de la membrana sinovial sometida a inflamaciones repetidas, etc.).

Estas deformaciones articulares pueden adquirir grados muy avanzados, hasta conferir a éstas un aspecto desgraciado y monstruoso (dedos de las manos y de los pies nudosos, retorcidos, encogidos, etc.). Como es natural, estas articulaciones deformadas son menos libres y ágiles para los movimientos, durante los cuales se perciben crujidos muy intensos; no es tampoco infrecuente la rigidez completa de la articulación *(anquilosis).*

El individuo afecto de gota crónica está además fácilmente predispuesto a padecer procesos morbosos *cutáneos* (prurito vivo e insistente, psoriasis, eczemas, fragilidad de las uñas); dentarios (caries, piorrea alveolar); oculares (conjuntivitis crónicas, escleritis, queratitis); nasales (catarro crónico); neurálgicos (ciática, neuralgias intercostales, neuralgias faciales); nerviosos cerebrales (cefalea de tipo hemicránea, insomnio, etc.); psíquicos (irritabilidad fácil, crisis de melancolía, etcétera).

Gota visceral

Se denomina *gota visceral* el conjunto de los numerosos y variadísimos trastornos a cargo de los órganos internos de la *esfera digestiva* (gastritis crónica con dificultad y dolorimiento de los procesos digestivos, enteritis crónicas con diarreas accesionales, hipertrofias del hígado, colecistitis o inflamación de la vesícula biliar, a veces, de naturaleza calculosa, etc.); del aparato *cardio-circulatorio* (hipertrofia cardíaca, aumento de la presión sanguínea, etc.); del aparato *respiratorio* (bronquitis recidivantes, asma bronquial), de los *riñones* (aparición fácil de nefritis).

Etiología o causas de la gota

La gota es una enfermedad constitucional y frecuentemente hereditaria; por eso en la *constitución individual* y en la *herencia* hay que buscar los factores causales verdaderamente esenciales de la enfermedad.

El factor constitución debe entenderse como una tendencia, una predisposición congénita individual a padecer la gota; como tipo morfológico constitucional, el individuo predestinado a sufrir la gota es el macroesplácnico, es decir, el bajo, fornido, que suele ser también pletórico (gotoso-rojo); pero existe también el individuo gotoso microesplácnico, es decir, el delgado, longilíneo y a menudo anémico (gotoso pálido).

El factor herencia juega:

- en la mayor parte de los casos, como *herencia genérica de predisposición* para todas las afecciones del recambio (gota, diabetes, obesidad, etc.), en el sentido de que los individuos gotosos pueden descender de progenitores que, sin ser necesariamente gotosos, son al menos obesos o diabéticos (asimismo un diabético puede descender de progenitores que, sin ser necesariamente diabéticos, son por lo menos gotosos u obesos; lo mismo ocurre con los individuos obesos);

- en un cierto número de casos: como *herencia específica gotógena,* en el sentido de que los individuos gotosos derivan de una familia en cuyos antecesores se han presentado numerosos casos de gota y no de otras enfermedades metabólicas; esta herencia específica gotógena se suele trasmitir de una generación a otra por la descendencia masculina.

También se debe admitir una *herencia gotosa no sólo familiar,* sino también de *raza,* como se ha comprobado por el hecho de que ciertos pueblos se afectan por la gota mucho más que otros en igualdad de factores exógenos (externos).

Sobre esta base indispensable y determinante, de naturaleza *endógena* (interna) *constitucional hereditaria,* se injertan después en los individuos que padecen la gota numerosos *factores gotógenos adquiridos desde el exterior,* que por eso se denominan *exógenos:* el exceso de carnes y de grasas en la alimentación cotidiana, el abuso del alcohol y tabaco, la vida sedentaria, el paso brusco de una vida activa al aire libre a una vida sedentaria y demasiado cómoda, los excesivos esfuerzos físicos, la humedad y el frío, la constitución pletórica, etc. Entre estos factores tiene indudablemente mayor importancia el exceso de alimentación cárnea y grasa, por lo que se dice que la gota es una *«enfermedad de ricos».*

A pesar de la importancia gotógena de los llamados factores externos, en la mayoría de los casos predominan los *factores internos constitucionales y hereditarios* como se comprueba por el hecho de que:

- existen muchos individuos que estando expuestos a factores externos favorables para adquirir la gota, no la adquieren porque su terreno biológico constitucional hereditario no tiene tendencia gotógena;

- y que existen también muchos individuos que sin estar expuestos a los factores externos, son gotosos a una cierta edad porque su tendencia biológica constitucional hereditaria es de naturaleza gotógena.

De los dos sexos se afecta mucho más el masculino (8-10 veces más); en lo referente a la edad, los primeros síntomas suelen presentarse entre los 35-50 años.

En estos últimos decenios casi en todos los pueblos se ha notado una cierta regresión de la frecuencia de la gota y de su gravedad; esta regresión es atribuible:

- por un lado, a la vida más sana, activa y movida de las actuales generaciones, a consecuencia de la gran difusión de los deportes y a las posibilidades cada vez mayores de que las familias puedan permitirse excursiones al campo y fines de semana, vacaciones y veraneos en el mar y en la montaña;
- y por otra parte, a la draconiana restricción en el consumo de carnes y grasas en ocasión de nuestra Guerra Civil y posguerra; y, también, a la conciencia que la gente va adquiriendo sobre la necesidad de consumir frutas y verduras en abundancia.

Origen y desarrollo de la gota

Para comprender la patogenia de la gota, vamos a referirnos nuevamente al mecanismo de los ácidos nucleínicos contenidos en las nucleoproteínas exógenas (del alimento) y endógenas (de los núcleos de las células orgánicas que se desintegran por el desgaste); metabolismo cuyo producto terminal de escisión es el ácido úrico, sustancia que constituye la base de la afección gotosa.

El esquema de las sucesivas fases de la escisión catabólica de las nucleoproteínas hasta el ácido úrico, es el siguiente:

- la nucleoproteína se escinde en proteína y nucleína;
- la nucleína, a su vez, se escinde en proteína y ácido nucleínico;
- el ácido nucleínico se escinde en ácido ortofosfórico, hidrato de carbono simple (pentósido) y base purínica (adenina, guanina); y de esta base purínica surge el *ácido úrico*.

Este proceso de desintegración de la molécula de la nucleoproteína hasta el ácido úrico se debe a unas enzimas especiales (fermentos) presentes en los jugos digestivos y en algunos órganos (hígado, riñones, músculos, etc.); cada una de las sucesivas fases de la escisión se lleva a efecto por una sola clase de enzima específica.

El ácido úrico así producido se encuentra en la sangre y en la linfa de los tejidos bajo la forma de urato monosódico y a la concentración normal de 20-40 miligramos por litro de sangre (en el individuo sometido a una dieta mixta ordinaria).

Desde este ácido úrico de la sangre, una fracción *(ácido úrico exógeno)* deriva —como ya hemos apuntado más arriba— de la desintegración de las nucleoproteínas del alimento (carne y especialmente hígado, riñones, mollejas, pulmones, lengua, anchoas, mariscos, etc.); otra fracción proviene de la desintegración de las nucleoproteínas que forman los núcleos de las células de nuestro tejido que se desgastan con el tiempo *(ácido úrico endógeno)*.

La vía de eliminación de este ácido úrico hemático es la renal; con la orina el individuo sano elimina durante las 24 horas una cantidad de ácido úrico que fluctúa entre los 0,5 a 1 gramos cuando lleva una alimentación mixta carneovegetariana; si la dieta es preferente o exclusivamente carnívora, elimina de

1 a 2 gramos, y si es exclusivamente vegetariana, de 0,25 a 0,60 gramos, por estar en este último caso privada de nucleoproteínas, que son las que producen el ácido úrico. De esto se desprende que la alimentación vegetariana, aparte de ser la más indicada para evitar la formación de ácido úrico, es la más conveniente para la salvaguarda de los riñones.

Cuando el contenido de ácido úrico en la sangre está aumentado en relación con la tasa normal de 20-40 miligramos por litro, se habla de *hiperuricemia;* ésta puede ser debida a dos causas:

- al *aumento de la producción del ácido úrico* de la fracción endógena (por una destrucción mayor de las células orgánicas subsiguiente a una leucemia aguda o crónica, a grandes supuraciones, etc.), o de la fracción endógena (después de la ingestión abundante de carne);
- a la *disminución de la eliminación del ácido úrico* (como en el caso de nefritis crónica y nefroesclerosis, enfermedades renales que comprometen la eliminación urinaria de todas las escorias azoadas del recambio y por lo tanto también del ácido úrico, que es un producto nitrogenado).

Después de estas premisas de orden fisiopatológico, nos referiremos a la patogenia de esta enfermedad. En esta enfermedad hay que explicar dos hechos fundamentales:

1. El aumento del contenido de ácido úrico en la sangre *(hiperuricemia).*
2. La precipitación en los tejidos articulares y periarticulares, bajo la forma de *tofos,* del ácido úrico disuelto en la sangre.

La *hiperuricemia* de los individuos gotosos (no de todos, porque existen casos de *gota sin hiperuricemia,* aunque son los menos), es debida, no al aumento de la producción del ácido úrico, sino a la eliminación deficiente de éste por los riñones, como se ha podido comprobar experimentalmente (en efecto, Thannhäuser ha demostrado que la introducción endovenosa de una determinada cantidad de cuerpos purínicos en los individuos gotosos produce una eliminación urinaria de ácido úrico mucho más tórpida e incompleta que en los individuos normales). Pero aún no se ha podido descubrir el porqué los riñones del individuo gotoso –siendo sanos anatómica y funcionalmente (en relación con la eliminación de los demás productos de desecho)– eliminan con dificultad y lentamente el ácido úrico, provocando el acúmulo de dicha sustancia en la sangre *(hiperuricemia)*: ¿por desequilibrio neurovegetativo renal? ¿Por influencias hormonales anormales sobre el proceso secretorio renal? Cualquiera que sea la causa, el haber descubierto que el mecanismo productor de la hiperuricemia en el individuo gotoso se debe a un déficit de eliminación del ácido úrico por los riñones, no significa haber descubierto el verdadero mecanismo de la producción de la gota, que no se aclarará hasta que no se descubra la causa y la modalidad de la precipitación del ácido úrico de la sangre en los tejidos articulares y periarticulares bajo la forma de concreciones de ácido úrico precipitado llamadas *tofos*. En efecto, estas precipitaciones no pueden ser consideradas como una simple e inevitable consecuencia del aumento de ácido úrico en la sangre *(hiperuricemia);* porque si fuera así, todos los casos de hiperuricemia deberían provocar la gota, y ningún caso de gota podría presentarse sin la hiperuricemia concomitante (sin embargo, ya hemos dicho anteriormente que existen casos de gota sin hiperuricemia y viceversa).

Considerándolo todo, la gota es una enfermedad muy rara. Hemos visto cómo se manifiesta un ataque de gota, cuáles pueden ser las causas que lo desencadenan y cuál es el mecanismo de aparición del dolor, es decir, el depósito de cristales de ácido úrico en las articulaciones, favorecido por la hiperuricemia. Sin embargo, ya hemos dicho que existen varios estados patológicos en los que se produce un aumento del ácido úrico sanguíneo sin que aparezca la gota. ¿Cómo puede explicarse este hecho? Se intenta explicarlo de varias formas.

Ante todo, existe una predisposición constitucional hereditaria, como ya hemos visto. Algunos admiten una *afinidad* especial de los tejidos articulares por el ácido úrico, otros una producción aumentada de ácido úrico por el organismo, tal que favorezca su precipitación en las articulaciones. Otros, todavía, admiten una *hipersensibilidad* hacia sustancias desconocidas, presentes en la alimentación. Y, finalmente, algunos sostienen una excreción disminuida de ácido úrico por parte del riñón. Además, está fuera de dudas que las *influencias psíquicas* pueden desarrollar un papel importante en la génesis de la gota; tal posibilidad era conocida por Sydenham, ilustre médico, enfermo de gota, que en 1681 nos dio la primera definición clásica de la enfermedad, basándose en las observaciones hechas sobre sí mismo.

Sydenham reconocía que la tensión psíquica debida a un intenso trabajo mental, le provocaba siempre una agravación de sus dolores. Las influencias psíquicas, las meteorológicas y la aparición estacional de los ataques (aparecen preferentemente en primavera y en otoño), hacen pensar en una *influencia nerviosa,* ya que a través del sistema nervioso llegan a nuestro organismo los estímulos externos.

Teoría alérgica de la gota

Parece que nos vamos acercando a la resolución del problema patogenético de la gota con la teoría de la *uratoestequia* de Gudzent y de la *uratofilia* de Umber, según la cual existiría en el organismo del gotoso una afinidad exagerada (filia) de la sangre y de los tejidos por el ácido úrico, el cual sería retenido en el organismo en una cantidad superior a la normal, con la consiguiente disminución de su eliminación por la orina. En efecto, dicha teoría puede explicar el acúmulo de ácido úrico en la sangre y en los tejidos, pero en cambio no explica la precipitación del ácido úrico en forma de *tofos*. Para comprender esta precipitación –y con ello el verdadero mecanismo patogénico de la gota–, no nos queda más que la reciente *teoría alérgica* o *anafiláctica* de Rondoni, Gudzent, Ebstein y otros, según la cual la génesis de la gota se debe atribuir a una situación alérgica especial que se madura en el organismo del individuo gotoso.

Esta teoría alérgica de la gota puede exponerse de la siguiente forma: en presencia de sustancias especiales gotógenas aún no individualizadas (que llegarían al organismo a través de los alimentos y de la bebida, o que se producirían en el seno de los propios tejidos después de ciertas alteraciones metabólicas), el organismo del individuo gotoso adquiriría un estado de supersensibilización alérgica contra dichas mismas sustancias, las cuales –actuando como verdaderos *alérgenos* (sustancias de naturaleza tóxica que producen alergia)– serían capaces de sensibilizar en forma específica al organismo constitucional y hereditariamente predispuesto.

Favorecería la maduración de este estado la supersensibilización específica, como factor coadyuvante de la flogosis (inflamación) alérgica, el ácido úrico retenido en los tejidos; efectivamente, el ácido úrico de los tejidos sería capaz de aumentar el grado de reactividad de los propios tejidos (especialmente los articulares) a los estímulos inflamatorios en general y a los estímulos alergógenos en particular, así como de exaltar los fenómenos de la permeabilidad anormal de las paredes de los capilares sanguíneos.

En el organismo específicamente sensibilizado contra una determinada sustancia gotógena, la ulterior introducción desde el exterior (o producción interna) de dicha sustancia provocaría el desencadenamiento de una crisis anafiláctica violenta de localización articular que representaría el acceso gotoso agudo.

Después de algunos accesos gotosos, que provocarían en cada ocasión una intensa inflamación de los tejidos articulares y periarticulares, éstos acabarían por lesionarse y presentar zonas circunscritas de necrosis (destrucción), sobre las que precipitaría el ácido úrico de la sangre bajo la forma de depósitos cristalinos de urato monosódico, depósitos que aumentando de volumen por ulteriores precipitaciones uráticas acabarían por formar los *tofos,* es decir, las masas de ácido úrico precipitado que pueden adquirir el tamaño de una nuez y hasta de un huevo.

La teoría alérgica, aunque debe aclarar aún algunos aspectos particulares del complejo problema patogenético de la gota, es la que tiene más adeptos entre los autores modernos, y tanto más cuanto que es la única teoría de entre todas las formuladas que permite explicar de forma satisfactoria la aparición brusca y violenta (como la de todos los fenómenos alérgicos y anafilácticos) del acceso gotoso agudo. Esta probada génesis alérgica de la afección gotosa se confirma indirectamente por el hecho de la frecuente asociación en un mismo individuo de la gota y otras enfermedades alérgicas (asma bronquial, urticaria, edema angioneurítico, eczema).

Otro argumento importantísimo en favor de la teoría alérgica de la gota nos lo proporciona, en forma indiscutible y sobre una larga base experimental, la reciente observación de Violle: momentos antes de producirse un acceso gotoso la reacción de Lewis a la histamina intradérmica se haría positiva y la administración en los momentos previos al acceso de preparados antihistamínicos (eficaces contra los fenómenos alérgicos) evita su aparición.

Tratamiento de la gota

Del complejo cuadro de esta enfermedad se puede comprender inmediatamente lo difícil que resulta influir sobre su curso, y más todavía impedir su aparición. El médico, ante un ataque agudo de gota, no tendrá dificultades para establecer el diagnóstico y formular una terapéutica capaz de aliviar el dolor; hoy existen varios fármacos que pueden aliviar mucho a estos enfermos.

Queremos aludir, sobre todo, a la profilaxis de la gota, y a las medidas higiénicas que deben establecerse para tratar de prevenirla o limitar su alcance cuando haya aparecido. Estas medidas afectan, sobre todo, a los individuos procedentes de familias en las que se registra la presencia de gota, y también de obesidad o de diabetes, porque a menudo, tales enfermedades están asociadas (probablemente existe una predisposición común para estas formas patológicas).

Consideramos que, con una dieta normal, introducimos diariamente de 600 a 1000 mg de purinas, sustancias que son, como hemos visto, los precursores directos del ácido úrico, además del material con el que se construyen los ácidos nucleicos. Algunos alimentos que forman parte de nuestra dieta son riquísimos en ellas, otros contienen una discreta cantidad, y también los hay casi exentos de ellas.

Los sujetos predispuestos y, naturalmente, los gotosos, deberán evitar en su dieta los alimentos más ricos en purinas (carnes, hígado, riñones, sesos, sardinas, caldo de carne, etc.) y el uso de grasas de origen animal; por el contrario, dietas con predominio de hidratos de carbono y proteínas pobres en purinas (como las de la leche, queso, huevos, legumbres, etc.), facilitan la eliminación del ácido úrico.

En todo caso hay que evitar una alimentación excesiva; pueden abundar la fruta, las verduras, las ensaladas, leche y quesos no fermentados, yogur, requesón, que corrigen el estado de acidosis latente, característico del gotoso.

El uso de aguas de mesa poco mineralizadas es óptimo. Entre las españolas citaremos las de Caldes de Malavella, Sant Hilari Sacalm, Bañolas, Caldes de Bohí, Rocallaura, Vilajuiga,

Mondariz, Castro Urdiales, Corconte, Alhama de Aragón, Archena, Castromonte, etc. No convienen las aguas minerales demasiado alcalinas.

El agua mineral es mejor tomarla en ayunas o antes de comer. Durante la comida conviene beber poco, para no diluir los jugos digestivos, lo que podría perturbar la digestión.

Nunca hay que pretender curar la gota con sólo aguas minerales. Éstas son útiles como un medio auxiliar y complementario del tratamiento general.

El mejor clima para el gotoso es el suave y constante. Se recomienda una actividad física moderada, pero regular.

El tratamiento de la gota por la medicina natural se basa fundamentalmente en el *régimen alimenticio*. Las *plantas medicinales* son bastante útiles en la gota; son remedios suaves, pero eficaces, que sirven de complemento a los demás tratamientos. Por medio de las plantas podemos favorecer la formación de orina, estimular el funcionamiento del hígado y depurar todo el organismo. Muchas de ellas pertenecen al grupo de las llamadas *plantas depurativas*. Son plantas que, sin provocar reacciones enérgicas en nuestro organismo, van depurándolo lentamente de las toxinas acumuladas.

Finalmente tenemos a nuestra disposición los *agentes de curación*. Si bien el régimen de alimentación tiene mucha importancia en la gota, no la tienen menos los agentes naturales. Los principales métodos curativos fundados en el empleo de los agentes naturales, útiles en el tratamiento y prevención de la gota, son los siguientes: aplicaciones de agua (hidroterapia), procedimientos sudoríficos (sauna, baños de sol).

De todos estos procedimientos curativos naturales vamos a ocuparnos en los capítulos siguientes. Aquí, y para terminar este capítulo, vamos a dar algunos consejos sobre la forma de actuar durante el ataque agudo de gota.

Tratamiento a seguir durante el ataque de gota

«Nunca hay que limitarse –señala el doctor Vender– a tomar los medicamentos que calman los dolores y cortan el ataque, pero que no curan la enfermedad, sino que más bien favorecen el que la gota se haga crónica».

Reposo en cama durante el ataque. Inmovilidad absoluta del miembro enfermo, pues todo movimiento agrava la inflamación y aumenta el dolor.

Al empezar la crisis, tomar un purgante fuerte, como, por ejemplo, infusión de hojas de sen (una cucharada por taza, que se toma de una vez).

Dos veces al día, baño de vapor local, seguido de compresas de agua fría.

Durante el ataque, compresas calientes de infusión de manzanilla o de ortiga, o cataplasmas calientes.

A muchos enfermos el calor les causa alivio, mientras que en otros el dolor se calma mejor con aplicaciones frías (chorros o compresas). Ello depende del modo particular de reaccionar de cada persona. Pero no conviene demasiado calor ni frío excesivo sobre las articulaciones afectadas.

No comer nada durante el ataque. En cambio, conviene beber en abundancia uno o varios de los siguientes líquidos: jugos de frutas (naranja, uva, manzana, melón, etc.), agua con zumo de limón. Infusión de la siguiente mezcla: abedul, flores de saúco, corazoncillo, ortiga blanca y muérdago, a partes iguales; una cucharada sopera por taza grande.

Una vez pasado el ataque hay que empezar poco a poco a mover el miembro enfermo. Primero se moverá el muslo y la pierna, luego el pie y finalmente los dedos. Es preferible el ejercicio al masaje, pues éste, si no es practicado por manos expertas, puede perjudicar.

En cuanto al tratamiento con la arcilla, durante las crisis, tomar baños de pies de agua arcillosa incorporándole una decocción de 200 g de flores de heno en un litro de agua y otra decocción de 200 g de paja de avena igualmente en un litro de agua. Baño de pies muy caliente (42°) durante 15- 30 minutos.

Aplicaciones diarias, o a días alternos, de cataplasmas frías y espesas de arcilla sobre las partes afectadas. Para aumentar la eficacia del tratamiento, se podrá aplicar una cataplasma caliente de flores de heno seguida inmediatamente de la cataplasma fría de arcilla.

Un buen tratamiento debe perseguir las siguientes finalidades:

- no aumentar las toxinas durante la crisis;
- favorecer la eliminación de las sustancias perjudiciales por el intestino, por la orina y por la piel;
- paliar la crisis, sin restarle eficacia, suavizando los dolores y molestias;
- no contrariar la reacción curativa del organismo con medios intempestivos.

Si el tratamiento se aplica antes de la crisis, cuando existen los síntomas precursores o de aviso que ya hemos citado, puede hacer que la crisis ya no aparezca o que, si aparece, lo haga en forma más atenuada.

En todos los casos será conveniente pedir el auxilio del médico para asegurarse del diagnóstico y para que vigile la marcha de la crisis. Por otra parte, sólo él podrá prescribir los calmantes adecuados cuando el fuerte dolor los haga necesarios.

LA ALIMENTACIÓN
DEL GOTOSO

*La gota es desconocida entre los campesinos
que llevan una vida muy activa al aire libre y se nutren
frugalmente, especialmente con verduras y frutas.*

Tanto en los períodos de calma de la gota aguda como en la gota crónica, el tratamiento llamado dietético tiene dos finalidades fundamentales:

- *reducir la cantidad de alimentos* (los gotosos suelen ser grandes comilones) mediante la prescripción de 25-30 calorías por kilo de peso (es decir, que para un hombre de peso medio de unos 70 kilos bastan unas 2000 calorías diarias);
- *cuidar la calidad de los alimentos* al objeto de evitar de forma absoluta los alimentos ricos en nucleo-proteínas que, como sabemos, son los que producen el ácido úrico (sesos, hígado, mollejas, riñones, pulmones, corazón, lengua y otros interiores de cualquier clase de animal; salchichas, embutidos, jamón, arenques, sardinas, anchoas, caza, conservas, etc.).

Teniendo en cuenta estas exclusiones, las 2000 calorías diarias que requiere el paciente se suministrarán mediante alimentos ricos en *hidratos de carbono* (pan integral, pastas alimenticias, arroz, patatas, etc.); se limitarán, en cambio, *las grasas,* excluyendo totalmente las grasas de origen animal, excepto la mantequilla, y *las proteínas,* excluyendo las carnes, salvo el pollo y los pescados blancos. La leche y los lacticinios frescos, la verdura y la fruta se permitirán sin restricción alguna. Los alimentos no se deben condimentar, salar, ni aderezar en exceso. Se admiten los huevos, en cantidad moderada (3-4 huevos a la semana). Se prohibirán las bebidas alcohólicas y se permitirán, en proporciones limitadas, el vino de pasto ligero, el té y el café.

Para los casos severos, conviene eliminar completamente la carne y el pescado y los feculentos (legumbres secas: judías, lentejas, guisantes, garbanzos, etc.). El régimen será a base de lacticinios, cereales integrales, hortalizas frescas y fruta.

Están prohibidas la acedera, las espinacas y las setas.

Se recomienda mucho la fruta y sus zumos y las ensaladas y vegetales crudos en general.

A los gotosos que no se decidan a pasarse enteramente al vegetarismo —que es lo mejor que podrían hacer para verse definitivamente libres de sus dolencias—, les aconsejamos que por lo menos sigan el régimen vegetariano de diez a quince días al mes. Y en los días restantes, no hagan ningún exceso: como máximo de 50 a 60 g al día de carne de buey o de pollo (nada de ternera, cordero, oca, pato, etc.); pueden consumir el pescado blanco. Abstenerse totalmente de los alimentos productores de ácido úrico relacionados más arriba.

Insistimos en la limitación o, mejor, supresión de los feculentos. Beber poco vino; un vaso al día, y prescindir totalmente de los finos fuertes, vinos generosos, aperitivos, estomacales y toda clase de alcohol. Prescindir también de los refrescos industriales; sustituirlos por los zumos de frutas y hortalizas o agua con zumo de limón.

Para concretar, vamos a ofrecer una lista de los alimentos perjudiciales (a evitar), alimentos tolerables (con moderación), alimentos aconsejables y, finalmente, alimentos curativos, con algunos de los cuales pueden efectuarse verdaderas curas de desintoxicación y eliminación del ácido úrico.

Alimentos perjudiciales (a evitar)

Carnes	Mollejas
Jamón	Riñones
Hígado	Pato
Despojos	Oca
Caza	Caldos de carne
Conejo	Extractos de carne
Mariscos	Bacalao
Anguilas	Salmón
Sardinas	Atún
Conservas	Carpa
Pastelería y repostería	Anchoa
Bebidas alcohólicas	Condimentos excitantes
Embutidos	Cacao y chocolate
Sesos	Tabaco

Alimentos tolerables (con moderación)

Setas	Habas secas	Cacahuetes
Judías secas	Garbanzos	Condimentos naturales
Guisantes secos	Espinacas	Sal
Lentejas	Fríjoles	Café
Piñones	Almendras	Té

Alimentos aconsejables

Queso	Yogur	Nata
Tapioca	Judías tiernas	Avellanas
Uvas pasas	Plátanos	Uvas
Arroz	Requesón	Patatas
Col	Nueces	Castañas
Melocotones	Albaricoques	

Alimentos curativos

Ajo	Cebolla	Limón	Tomate
Pimientos	Pepino	Lechuga	Apio
Zanahoria	Manzana	Naranja	Pomelo
Zumos de frutas	Sandía	Fresas	Piña
Zumos de hortalizas	Rábanos	Puerro	Escarola
Diente de león	Pera de agua	Granada	Melón
Alcachofa tierna	Leche	Mandarina	Berros
Cereales integrales	Guisantes tiernos		

El ajo

Por su poder bactericida y antibiótico, y sus propiedades aperitivas, digestivas, antipútridas, depurativas y descongestionantes, el ajo crudo debería ser consumido por todo el mundo como el más eficaz preventivo contra un gran número de enfermedades.

El ajo es un estimulante de las funciones gástricas, que protege el aparato circulatorio, que purifica la sangre, que aseptiza el intestino grueso. Todos estos efectos contribuyen a mantener el equilibrio del medio interno. Dado que los gotosos y artríticos en general son víctimas de una asimilación defectuosa, es decir, de recambios celulares mal regulados o que se desarreglan periódicamente, todo lo que vale para restablecer los equilibrios comprometidos les es favorable.

El ajo, por lo tanto, salvo contraindicación médica para casos muy precisos, es particularmente favorable a los gotosos. El ajo es, en suma, *un poderoso disolvente del ácido úrico.*

La cura de ajo. Las esencias o sustancias volátiles del ajo, que le dan su olor característico, tienen precisamente los efectos curativos. Por esta razón, los ajos se deben comer crudos, ya que, al cocerlos, pierden aquellos principios volátiles.

Para la cura de ajo se usa el ajo hecho, es decir, los dientes de ajo que reunidos forman la cabeza de ajo. El ajo se toma en ayunas o antes de comer, con el estómago vacío. Para su máxima eficacia conviene esperar una hora antes de tomar otros alimentos.

Se empieza tomando cada día dos o tres dientes de ajo crudo, y se va aumentando poco a poco la cantidad hasta comer el máximo que el estómago permita sin sentir molestias ni ardor.

En el caso de gota, la cura de ajo debe ser de larga duración, por ejemplo, de cuatro meses seguidos, pudiendo intercalar siete días de descanso cada mes.

En caso de notar irritación del estómago por haber tomado demasiada cantidad de ajo, se suspenderá la cura por un par de días, para volverla a reemprender con una cantidad algo menor que aquella que motivó la irritación.

Aparte de la ligera molestia que pueda ocasionar en el estómago de las personas no acostumbradas al ajo, éste *no produce ningún perjuicio.*

Se pueden comer dos o tres dientes de ajo crudo en las ensaladas y en comidas o sopas de verduras, tres o cuatro veces al día.

También da buenos resultados la cura de ajo crudo en combinación con caldo de cebollas o puerros, al cual se añaden ocho o diez almendras crudas molidas. Dicho caldo, así preparado, se tomará con tres o cuatro dientes de ajo crudo, que deberá masticarse bien.

Otra cura de ajo es la siguiente: preparar la víspera para la mañana siguiente uno o dos dientes de ajo, rallados bien finamente, o mejor, triturados, y mezclados con perejil, añadir un poco de aceite de oliva. Siendo la esencia de ajo muy volátil, se recomienda rallar o aplastar el ajo en el aceite.

Por la mañana, esparcir el todo sobre una rebanada de pan (preferiblemente integral) y comer masticando cuidadosamente, pues si se mastica bien a fondo, el ajo no debe dejar un mal aliento. En todo caso, para hacer pasar el gusto persistente, comer en seguida lentamente una manzana o masticar algunos granos de anís.

Para los que no pueden soportar el ajo: tomar uno o dos dientes de ajo, aplastarlos o rallarlos reduciéndolos en jugo que se pondrá en medio vaso de agua caliente, no hervida.

Esta preparación se hará por la tarde para la mañana siguiente. Por la mañana colar y beber el agua de ajo en ayunas. Comenzar por medio vaso, luego un vaso entero, aumentando la cantidad de ajo. Esta cura podrá proseguirse bastante tiempo.

La cura más simple y tal vez la más sana consiste en consumir diariamente en la comida del medio día, o de la noche (si se digiere bien), dos o tres dientes de ajo crudo, mezclado con otros alimentos: ensalada, sopa, verduras, pan tostado y aceite, pan con tomate, etc.

Para acostumbrar la cavidad bucal a la excitación producida por la esencia sulfurada, comenzar por una décima parte de diente y aumentar una décima cada semana. Al cabo de cuatro o cinco meses se absorberá, así, sin dificultad ni fatiga, dos o tres dientes de ajo enteros de tamaño normal.

Masticar cuidadosamente. No inquietarse si ciertos dientes o la parte central de un diente produce una sensación de calor bastante vivo. Esto dura poco y no tiene ninguna mala consecuencia, al contrario. Mascar en este caso una miga de pan para atenuar la sensación.

Esta cura altamente benéfica puede y debe durar toda la vida. Con ello no solamente combatiremos el exceso de ácido úrico y curaremos la gota, sino que adquiriremos un seguro contra las afecciones de las vías respiratorias (particularmente la bronquitis crónica), los trastornos digestivos (sobre todo evitaremos las putrefacciones intestinales), las afecciones cardiocirculatorias (arteriosclerosis, presión alta), y muchos otros achaques, no en vano el ajo es un medicamento natural de «amplio espectro».

La cebolla

Está bien demostrado que la cebolla es un equilibrante glandular, un poderoso diurético y un agente eficaz de eliminación del ácido úrico. Cualquiera que sea el tratamiento seguido contra la gota, hacer al mismo tiempo abundantes curas de cebolla, consumir varias cebollas crudas al día y tomar el siguiente remedio: decocción de tres cebollas cortadas, no trinchadas, en un litro de agua. Hervir durante quince minutos. Un vaso en ayunas y otro al acostarse. Estas curas están particularmente indicadas en los cambios de estación y especialmente al comienzo de la primavera.

El limón

Los carbonatos alcalinos del limón tienen la propiedad de aumentar las secreciones gástrica y pancreática; ejercen igualmente una benéfica influencia sobre la función hepática y una acción diurética, muy importante para gran número de enfermos. Es así que se pueden distinguir tres grandes formas de acción del limón:

1. *Acción de estímulo de la secreción gástrica,* gracias a la vitamina C.

2. *Acción antihemorrágica y hematopoyética,* gracias a la vitamina C, al caroteno y a la pectina.
3. *Acción tónico-cardíaca y diurética,* gracias a las sales de potasa y a la glucosa.

Señalemos las acciones *antiséptica, alcalinizante, antitóxica y remineralizante.*

No se puede negar la feliz influencia de la cura de limones sobre la tensión arterial, que devuelve a su cota normal, si ésta ha sido rebasada, sin ningún riesgo de caída brusca o excesiva. Se trata, en suma, más de un retorno al equilibrio biológico que de una acción específica sobre la hipertensión. Digamos de pasada que el limón contribuye muy activamente a la elasticidad de las arterias endurecidas, obliteradas; a la tonificación de las venas relajadas, hinchadas, distendidas.

La cura de limón contribuye al restablecimiento de una circulación normal, fluidificando la sangre (favoreciendo al propio tiempo su coagulación en caso de herida) y dando elasticidad a los vasos. Sabemos que la arteriosclerosis se caracteriza por el depósito de una «papilla» de grasas y colesterol sobre la pared interna de los vasos cuyo diámetro se ve así reducido; gracias a sus propiedades detersivas, el limón disuelve progresivamente ese recubrimiento y favorece su eliminación.

Esta *facultad de disolver y eliminar las concreciones* se manifiesta también felizmente cuando ácidos de desasimilación *(ácido úrico,* por ejemplo) se han acumulado en las articulaciones, como en la gota. Nada puede igualar al limón en la cura de la gota y otras manifestaciones úricas.

La cura de limón. La dificultad de la cura de limón estriba en la dosificación. El éxito radica principalmente en esto. Que cada paciente tome la proporción de zumo adecuada. Ésta varía en cada individuo.

La cantidad diaria máxima es en función del caso, del temperamento, del clima y del alejamiento del lugar de producción de los limones. Cuanto más maduros estén éstos (madurados en el árbol) más cantidad de zumo se podrá tomar. En cambio, cuando se trata de limones cosechados verdes para su ulterior conservación, tal vez el consumo excesivo ya no esté tan puesto en razón.

La cura de limón se puede comenzar por 1, después 2 o 3 limones al día, tomados en una o dos veces, por la mañana en ayunas o entre comidas. Hacer así durante toda la semana. La semana siguiente pasar a 4, 5 o 6 limones al día y, la tercera semana, a 7, 8 o 9 limones al día. Si va todo bien, sin reacciones excesivas, va bien permanecer dos semanas con la dosis extrema, luego, volver a bajar respetando el último ritmo.

Después, se puede muy bien seguir utilizando diariamente de 2 a 4 limones, sea tomados con agua, como bebida en el curso de la jornada, sea tomados con un poco de agua caliente después de las comidas. Este sistema de la limonada caliente después de las comidas favorece desde luego la digestión; para hacerla más grata se le puede añadir miel.

No olvidemos que la vitamina C se oxida rápidamente al contacto con ciertos metales (hierro, cobre); es preciso pues utilizar instrumentos de acero inoxidable.

La cura de limón está indicada en gran número de enfermedades, pero es particularmente eficaz en el tratamiento de la gota. Puede alternarse con las curas de ajo, de cebolla y otras curas vegetales que veremos a continuación.

En cuanto a las personas que gozan de buena salud, para mantener su potencial, o si así lo preferís, su energía vital, les recomendamos tomar diariamente el zumo de uno o dos limones y dos cucharaditas de las de café de miel.

Miel y limón proporcionan una incomparable asociación de ácido cítrico, de vitaminas, de elementos minerales que responden a las necesidades profundas del organismo, a una verdadera exigencia celular en la que mediante fenómenos de biocatálisis y en el secreto de los metabolismos, constituyen un factor esencial de integridad.

El tomate

Entre otras muchas propiedades, el tomate tiene la de ser un poderoso disolvente del ácido úrico. Es preciso rehabilitar el tomate y tenerlo por lo que es: una fruta, una fruta maravillosa, deliciosa y bienhechora. El tomate es un excelente purificador de la sangre. Pero para aprovechar sus ventajas, hay que comerlo crudo.

Comerlo como se come una fruta (una manzana), es decir, entero con su piel y sus pepitas porque éstas ayudan a la digestión y barren los antiguos desechos alimentarios y los microbios de los intestinos.

Para realizar la *cura de tomates,* proceder de la siguiente manera:

Primera semana, sólo por la mañana, tomates a discreción (comenzar por dos o tres), nada más. Almuerzo y cena, comidas vegetarianas.

Segunda semana. Desayuno y cena, sólo tomates crudos, consumirlos enteros o con pan integral tostado. Almuerzo normal vegetariano.

Tercera semana. Desayuno sólo de tomates; almuerzo y cena vegetarianos.

Entre la segunda y tercera semana, si se siente la necesidad se puede, durante dos o tres días, no tomar exclusivamente más que tomates en las tres comidas, con pan integral si se quiere.

Según las necesidades y la vitalidad del organismo, prolongar el régimen durante dos semanas, nada más que tomates en las comidas de la mañana y de la tarde, y durante la cuarta semana sólo en el desayuno.

Para algunos se puede extraer el jugo que se hará beber muy lentamente y a pequeños sorbos. Otros, al contrario, pueden comer tomates, cortados en rodajas, en una ensaladera con perejil, ajo y un poco de aceite de oliva; dejarlos macerar algunas horas.

Se recomienda elegir tomates sanos y maduros en su punto, y no tratados químicamente.

El tomate facilita mucho la digestión de los almidones y de los feculentos; por eso es utilizado en salsa para acomodar las pastas, el arroz, las legumbres secas, etc. No hacerlo cocer jamás en mantequilla o en aceite, sino a fuego lento, sólo en su agua y añadir la mantequilla o el aceite en el momento de servir.

Cuando se añade tomate en la ensalada, nada de sal, pues el tomate contiene suficientes sales orgánicas. Añadir, eso sí, perejil y ajo. Se complementan estupendamente.

El pimiento

El pimiento neutraliza la acidez de estómago y de la sangre. Además, estimula la secreción gástrica y, por su volumen, distiende el estómago produciendo repleción y sensación de saciedad, cosa muy digna de ser tenida en cuenta en el régimen de los obesos. También es muy eficaz el zumo crudo del pimiento contra el ácido úrico de los gotosos.

La manera más provechosa de comer los pimientos es crudos, en ensaladas, junto con otras hortalizas, a condición de masticarlos muy bien. Asados al fuego, sin adición de grasas u otros ingredientes, resultan muy gustosos y más digestibles.

El nabo

A pesar del desprecio con que el común de las gentes trata el nabo, al que no se le conceden apenas propiedades, nosotros nos apresuramos a señalar que, gracias a la abundancia y a la calidad de sus sales minerales, el nabo es uno de los mejores reconstituyentes de la sangre. El doctor Bertholet indica que el jugo de nabo facilita la disolución y eliminación de los cálculos gracias a su acción disolvente sobre las sales úricas.

El nabo es un revitalizante y fortificante de primer orden; diurético, disolvente del ácido úrico; refrescante, emoliente. Por todo lo cual, entre otras muchas indicaciones, se recomienda especialmente a los gotosos.

La remolacha

Entre otras muchas propiedades, destacaremos que la remolacha tiene un notable efecto diurético, de eliminación de sales y ácidos úricos, de depuración y renovación de la sangre. Siendo un alimento que llena sin alimentar mucho, se recomienda a los obesos y a los gotosos.

El pepino

Entre otras cualidades, el pepino tiene la de ser un buen *depurativo,* es decir, elimina del organismo las sustancias tóxicas, y es un excelente diurético y un buen disolvente del ácido úrico y de la urea.

La lechuga

El valor higiénico de la lechuga es realmente excepcional. Contiene gran variedad de elementos catalíticos que el organismo humano utiliza con gran provecho. Es una de las verduras de hoja más recomendables como elemento depurador y regenerador.

La lechuga es un buen disolvente del ácido úrico. Contra la gota, pues, ensalada de lechuga a discreción, zumo le lechuga, solo o mezclado con otros jugos, especialmente zumo de limón, y caldos vegetales con abundante lechuga, sin olvidar en aquellas ensaladas la cebolla y el ajo crudo.

El apio

El apio y su jugo crudo son especialmente útiles contra la gota. Para acelerar la eliminación del ácido úrico conviene usar en abundancia zumo de apio crudo, solo, o, mejor, combinado con otros zumos vegetales (lechuga, zanahoria, tomate, rábano, pimiento, etc.) y siempre aliñado con un chorrito de limón. Estos zumos son un verdadero medicamento de esta enfermedad.

La zanahoria

El zumo de la zanahoria cruda, depurativo y diurético poderoso, está indicado en el tratamiento de la gota a razón de un vaso en ayunas todas las mañanas.

Contra la gota se recomienda hacer a menudo una *cura de zanahorias* de varias semanas de duración. Veamos cómo debe hacerse esta cura, que todo el mundo, sanos y enfermos, debería efectuar por lo menos una vez al año.

Se toman zanahorias frescas, se lavan bien y se pasan por la máquina exprimidora o se rallan con un rallador común, y luego se exprime la masa resultante haciendo pasar el zumo por un lienzo fino o por un colador. La masa que queda se puede aprovechar para tomarla aliñada con limón junto con la ensalada de las comidas.

Cada hora se toman de cinco a siete cucharadas del jugo de zanahorias, que se prepara nuevo cada día; también, si uno se despierta por la noche, puede tomar un poco.

Si ha sobrado un poco de jugo del día anterior, no debe aprovecharse, pues ha perdido gran parte de sus propiedades.

El jugo debe guardarse siempre bien tapado. No se deja nunca la cuchara en contacto con éste.

Mientras se hace la cura de zanahorias, hay que comer muchas ensaladas (lechuga, escarola, rabanitos, tomate, pimiento, cebolla, remolacha, aceitunas negras, etc.), todo preparado lo más natural posible, sin sal y sin vinagre, y sólo un poco de aceite puro de oliva, aceite de cacahuete, de girasol, de soja o de maíz. Va bien añadir un poco de zumo de limón en sustitución del vinagre.

La sal no es necesaria cuando se toman abundantes vegetales crudos, pues éstos contienen todos gran cantidad de sales minerales, del mismo modo que el azúcar natural de las frutas hace innecesario el azúcar refinado industrial. Por otra parte, el consumo excesivo de sal agrava las dolencias del gotoso.

Al propio tiempo, y en tanto dura la cura de zanahorias, conviene comer cada día puré de patatas, a ser posible patatas nuevas. Las patatas se cocinan con la piel, luego se mondan y se prepara el puré. Las patatas son muy ricas en bases, absorben las sustancias morbosas y las toxinas y las eliminan del organismo mediante la evacuación.

Mientras dura esta cura (varias semanas), el régimen alimenticio debe ser estrictamente vegetariano. A la vista de los excelentes resultados, es casi seguro que una vez terminada la cura, el que haya hecho la prueba, seguirá con la mejor voluntad y excelente ánimo el régimen natural que se impuso durante ésta. Sólo hace falta un poco de voluntad y un cierto dominio de sí mismo para proseguir con tan saludable práctica.

La zanahoria actúa como depurativo de la sangre y como tónico que vitaliza el organismo entero. Ayuda a tener la piel y el cutis limpios, y los órganos internos, particularmente el aparato digestivo, en buen estado de funcionamiento.

Como quiera que –aparte del caso concreto del enfermo de gota– el estreñimiento y la dificultosa secreción de la orina son afecciones muy corrientes en la hora actual y causa de graves enfermedades, hemos de recalcar la importancia que tiene en tales casos hacer una cura de zanahorias de considerable duración.

Otras hortalizas

Ya hemos señalado más arriba que todas las verduras y hortalizas (con excepción de las espinacas y las acederas) son altamente beneficiosas para el gotoso. Nos hemos detenido en el examen de las más curativas. A continuación, haremos un breve repaso de otras que merecen también alguna consideración especial.

La *alcachofa* es bien conocida por su valor terapéutico. El zumo de alcachofas frescas actúa especialmente regulando diversas funciones hepáticas (es el remedio por excelencia de los enfermos del hígado), sobre todo la formación de bilis; además ejerce una acción reguladora sobre el riñón, debido a una mejor eliminación del agua y de las sustancias de desecho. La alcachofa tiene una acción diurética, antigotosa, antiartrítica y depurativa de la sangre. Efectúa un verdadero lavado interno del organismo.

Los *cardos* constituyen otra excelente verdura que tiene las mismas propiedades que la alcachofa.

La *col* tiene una indicación específica en los ataques agudos de gota. Aplicaciones de tres o cuatro capas de hojas sobre la articulación afectada. Cubrir con una tela de lana y renovar tres veces al día. O cataplasmas de hojas cocidas en vino blanco. Por vía interna, col cruda en ensaladas o zumo de col, de uno a dos vasos diarios, al que, para disimular el sabor poco grato, se le añadirá unas gotas de limón y, si se quiere también, zumo de zanahoria.

La fruta

Toda la fruta fresca es curativa en prácticamente todas las enfermedades, pero de un modo particular en la gota, el artritismo y en el reumatismo en general. Para no extendernos excesivamente sobre este particular, nos limitaremos aquí a señalar algunos caracteres específicos de las frutas más especialmente recomendables al gotoso.

La manzana. La fruta más favorable a la salud y a la nutrición del hombre es, sin duda, la *manzana*. Aun cuando la medicina popular contiene remedios sorprendentes en los que a veces entra la superstición, la utilización terapéutica de la manzana y del zumo de manzana está fundada hoy día en los principios de la medicina natural, una medicina adaptada al equilibrio bioquímico de nuestro organismo. La manzana tiene, y comparte con algunos otros vegetales (ajo, limón, cebolla, zanahoria, naranja, etc.) y agentes naturales (agua, sol, arcilla, etc.), maravillosos poderes curativos.

La manzana está especialmente indicada contra el reumatismo, el artritismo y la gota. Sobre todo el zumo de manzana, asombrosamente adecuado a la bioquimia y a la fisiología humana, es perfectamente apto para aportar un alivio importante al enfermo e incluso su total curación a condición, desde luego, de que además de tomar manzanas y zumo de manzanas en abundancia, consienta en rectificar su modo de vivir, volviendo a las fuentes de la naturaleza, con una alimentación y un comportamiento adecuado a sus sabias leyes.

La manzana y su zumo constituyen por otra parte, por poco que se eviten excesos permanentes en el comer y en el beber, un medio seguro de proteger el motor humano, de ayudarlo a controlar su potencial energético. De hecho, reumatismo, gota y artritismo provienen de una disminución o de un menoscabo del potencial energético. No se trata de una enfermedad infecciosa. Aunque pueden desarrollarse gérmenes sobre este terreno deficiente, en realidad la infección no es la causa mórbida. Esta causa es el menoscabo de energía.

La gota, como las demás afecciones reumáticas, nace de múltiples agresiones sufridas por el organismo día tras día. Agresión del desequilibrio alimentario por exceso o por defecto, agresión de la intemperancia, agresión de los esfuerzos físicos e intelectuales excesivos, agresión de la inacción, agresiones emocionales, agresión de la vida trepidante, de la intensidad de la circulación, agresión de los ruidos incesantes de los motores, etcétera. Y, ciertamente, no es posible eliminar todas estas agresiones. Algunas son una consecuencia ineluctable de la forma de civilización que hemos creado. Pero podemos, mediante los métodos naturales de protección de la salud, hallar en cierta medida los medios apropiados para impedir el despilfarro de energía vital.

Para luchar contra esas agresiones, casi siempre causas desencadenantes de la gota, nada mejor que hacer curas regulares de manzanas y de zumo de manzanas.

La naranja. La naranja es un alimento-medicamento necesario para todos. Cada naranja es un pequeño almacén de bioquímica alimentaria.

La naranja es un delicioso alimento natural del hombre y al propio tiempo es una de las frutas más medicinales que existen. Entre sus muchas virtudes figura la de ser un purificador de la sangre.

Sometiéndose a una cura de naranjas, el gotoso no tarda en sentirse verdaderamente aliviado, y persistiendo en el tratamiento y guardando al propio tiempo un estricto régimen vegetariano, la curación llega a no tardar. Las abundantes tomas de zumo de naranjas oxidan las concreciones úricas, las cuales se descargan, disueltas, a través de la orina.

El pomelo. Los gotosos, los artríticos y los reumáticos en general pueden beneficiarse extraordinariamente con una cura de pomelos. Consiste en tomar cada mañana en ayunas, con exclusión de cualquier otro alimento o bebida, un grueso pomelo o dos de los pequeños, durante tres semanas, al natural.

Si la alimentación del resto del día se compone exclusivamente de frutas, cereales y verduras, se produce una acción diurética considerable y se ayuda al organismo a purificarse, con gran alivio de hígado y riñones.

La uva. La uva a dosis masivas es aconsejada como cura de desintoxicación en la gota y las diferentes formas de artritismo, y todos los estados patológicos en los que importa evacuar el ácido úrico mediante un aumento de la cantidad de orina emitida o diuresis, evacuación que entraña un verdadero rejuvenecimiento del organismo.

Esta cura, que aconsejamos alternar con la cura de ajos, se debe hacer, si es posible, en la viña misma, pues la uva es tanto más activa cuanto más recientemente se ha cogido. Además, el paseo y los ejercicios al aire libre, no hacen sino acentuar los buenos efectos de la cura. Su duración importa más que la cantidad de uvas absorbidas.

El arándano. Las bayas de arándano son antisépticas, antipútridas, bactericidas, disolventes del ácido úrico, antiesclerosas y protectoras de las paredes vasculares. La cura de arándanos está indicada contra la gota. Para esta cura, se toma el fruto fresco, y en cantidad de ½ a 1 kilo por día. Además de disolver el ácido úrico, esta cura tiene la virtud de regularizar las funciones intestinales y evitar las fermentaciones pútridas.

Las cerezas. Las cerezas constituyen un poderoso depurativo y desintoxicante, regulador hepático, diurético, antigotoso y antiartrítico, y, entre muchas propiedades, aumentan las reacciones naturales de defensa del organismo. La experiencia nos ha demostrado las grandes ventajas que el uso abundante de las cerezas produce en los uricémicos, artríticos y gotosos.

Es muy aconsejable aprovechar la temporada en que se da esta fruta para realizar una cura de cerezas. Es recomendable, por ejemplo, seguir durante dos o cuatro semanas un régimen cotidiano compuesto por un litro de leche y un kilo y medio de cerezas. Con esto, además de evitar la ingestión de impurezas que corrientemente quedan como residuo de los alimentos comunes, se depura el organismo con los principios curativos de las cerezas, obteniéndose resultados notables.

Las ciruelas. Siendo un excelente laxante, además de un importante energético, estimulante, diurético, desintoxicante y descongestionante hepático, las ciruelas se recomiendan especialmente en la gota.

Las frambuesas. Aunque es poco nutritiva, la frambuesa tiene notables propiedades curativas para los gotosos. Las flores del frambueso actúan como sudoríficas. La infusión, preparada con 20-25 g por litro de agua, se emplea con éxito en las afecciones reumáticas, gota, fiebres eruptivas y enfriamientos.

Las fresas. Por sus propiedades diuréticas y alcalinizantes, las fresas son recomendables a los gotosos, reumáticos, en general, y a todos los artríticos con humores y órganos llenos de desechos. Una cura de fresones equivale a una cura de uvas.

La granada. Fruta rica en elementos bioquímicos que la hacen, en este aspecto, superior a toda otra fruta. Lástima que la temporada de esta fruta sea corta.

La cura de zumo de granadas tiene un enorme poder desintoxicante. Conviene intercalarla –cuando es la época de esta preciosa fruta– en casi todos los regímenes curativos. Un día a dieta absoluta de únicamente zumo de granadas obra verdaderos prodigios.

La cura de zumo de granadas es de gran eficacia en aquellas enfermedades crónicas que únicamente curan con un profundo cambio en los órganos, y éste es precisamente el caso de la gota crónica y de la mayor parte de las afecciones reumáticas. Hemos visto sorprendentes resultados con esta cura de zumo de granadas.

El melón. El melón es una fruta catalizante, mineralizadora, laxante, refrescante y diurética. Tiene propiedades depurativas de la sangre. Se recomienda a los gotosos y a los reumáticos en general.

El níspero. El níspero es tónico astringente intestinal, regulador intestinal y diurético. Una cura de nísperos va muy bien al hígado y ayuda en el tratamiento de la gota. El gotoso hará bien en intercalar esta cura de nísperos (cuando es la temporada de esta fruta) con las demás curas de frutas.

Contra la gota: beber por la mañana en ayunas un vaso de vino blanco en el cual se hayan hecho macerar, durante 24 horas, huesos triturados de nísperos (un puñado por litro).

La pera. Diurética uricolítica y antipútrida, depurativa, laxante, remineralizante, estomacal, astringente, sedante y refrescante, la pera está indicada en muchas enfermedades y, de un modo especial, en la gota, el artritismo y el reumatismo.

La piña. Este exquisito fruto tropical, hoy día conocido y saboreado en todo el mundo, además de ser uno de los más sabrosos y aromáticos, tiene grandes virtudes medicinales.

La piña, además de ser muy nutritiva, es altamente digestiva, estomacal, diurética, desintoxicante, disolvente del ácido úrico y en ciertos casos aumentaría las posibilidades sexuales. Está indicadísima para los gotosos.

El plátano. Entre las frutas frescas es una de las más completas, por su buen aporte de agua fisiológica y por su valor energético que lo hacen un alimento de fuerza y sangre. Conviene a los gotosos porque da muy poco trabajo a los riñones, porque contiene poca albúmina y ácidos y su agua es muy asimilable.

La sandía. La sandía conviene mucho a los gotosos por su gran efecto diurético y descongestionante general, siendo además muy refrescante y depurativa para la sangre, ayudando a despojarla del ácido úrico en exceso. Es el más grande, efectivo e inocuo diurético natural.

PLANTAS MEDICINALES
CONTRA LA GOTA

El arte de curar por las plantas es una verdadera ciencia. Un nuevo concepto es que las plantas, al tener todos sus principios vitales y curativos en perfecta armonía, son más eficaces, en general, que una droga de un solo principio extraído de las plantas.

Las plantas medicinales tienen muy diversas sustancias curativas o principios activos, que están contenidos aun en la más humilde hierba. La naturaleza ha agrupado varias sustancias activas junto a la principal para moderar, corregir, estimular o particularizar, según los casos, la acción principal de la planta. De aquí que una misma planta pueda ejercer acciones muy diversas y servir para muchas enfermedades, actuando sobre distintas partes del cuerpo por sus diversos componentes.

Plantas antigotosas

Las *plantas antigotosas* (y también antiartríticas y antirreumáticas) son todas aquellas que son «resolutivas», es decir, capaces de resolver y drenar todas las concreciones (uráticas, oxálicas y otras), todos los depósitos de sustancias residuales que llenan las articulaciones o se acumulan en la intimidad de los tejidos.

Algunas plantas son más particularmente conocidas y apreciadas para este uso (reina de los prados, tilo, corteza de olmo...), pero hay muchas cuya intervención puede revelarse particularmente bienhechora. Entonces no hay más que elegir y experimentar entre los elementos de esta bastante larga enumeración.

Alquequenje

Las bayas son refrescantes, diuréticas, febrífugas, antigotosas.

Dos puñados de bayas por litro de agua. Hervir despacio durante cinco minutos. Beber a lo largo del día.

Aristoloquia

Las hojas son fortificantes y vulnerarias, astringentes y emenagogas.

Una buena pulgarada por taza de agua hirviendo; dejar en infusión quince minutos. Tres tazas al día, entre las comidas.

Alcachofa

Se puede utilizar el caldo resultante de la cocción de la parte destinada a la alimentación, pero la parte verdaderamente eficaz de la alcachofa es la gran hoja dentada que guarnece el tallo.

Colagoga y diurética, la alcachofa tonifica las células del hígado y lo estimula. Puede hacer disminuir urea y colesterol de la sangre. Se la emplea también contra la fiebre y el reumatismo, y en los estados pletóricos.

Una cuchara de las de postre de hojas cortadas por taza de agua. Hervir y dejar en infusión diez minutos. Una taza antes de cada comida.

Lampazo

La raíz ejerce una acción favorable sobre la gota, el reumatismo, el eczema, las enfermedades de la piel y trastornos de la sangre, diabetes, etc. Es depurativo, diurético y tónico.

Las hojas frescas pueden ser aplicadas sobre todas las partes dolorosas (gota, artritis, reuma, etcétera).

En uso interno, dos puñados de raíces trituradas por litro de agua; hervir diez minutos. Beber en tres días.

Espárrago

Diurético declorurante y sedante del corazón, del cual atempera los latidos; se aconseja también en los trastornos del hígado y la hidropesía.

Dos puñados de planta por litro de agua; hervir un cuarto de hora. Beber en veinticuatro horas.

Abedul

El abedul, y principalmente el abedul blanco, ha sido y continua siendo bastante usado en medicina. Se emplean las hojas, la corteza de los troncos y las ramas, la savia (llamada *agua de abedul*) y el aceite esencial conocido generalmente con el nombre de *aceite de abedul*.

Las *hojas* se usan en forma de tisana o cocimiento; una cucharada de las de postre por taza; hervir y dejar en infusión diez minutos. Tres tazas al día, entre las comidas.

También se usa la *corteza,* a razón de una cucharadita de las de café por taza de agua; hervir cinco minutos. Tres tazas al día, antes de las comidas.

Puede prepararse también una tisana con *brotes tiernos,* a razón de una cucharada sopera por taza. Hervir a fuego lento durante diez minutos. Tomar una taza de esta infusión antes de cada comida.

Las tisanas de abedul constituyen un remedio muy popular en ciertas comarcas contra la gota, las enfermedades de la piel, los dolores reumáticos y los infartos ganglionares, siendo también eficaces contra toda clase de edemas e hidropesías. Estas tisanas, particularmente las de hojas de abedul, tienen olor aromático agradable; su sabor es algo amargo, pero pueden edulcorarse sin ningún inconveniente con miel.

Puede emplearse también el abedul al exterior en forma de fomentos, aunque en este concepto es más usado un aceite que se prepara con los botoncitos o yemas de las ramas de abedul, recolectados al comenzar la primavera, antes de que se abran para brotar las hojas. Se coloca aceite de oliva en una vasija que pueda cerrarse herméticamente, y en ella se introduce también cierta cantidad de yemas de abedul; se calienta al fuego moderadamente durante dos o tres horas, después de lo cual se deja enfriar, se cuela luego el aceite y se guarda en frascos bien tapados. Con este aceite, algo calentado en el momento de usarlo, se empapan compresas de algodón o de franela que se aplican como resolutivo sobre los ganglios tumefactos o infartados, y también para combatir los dolores gotosos, artríticos y reumáticos. Con igual objeto se ha recomendado usar para las camas destinadas a esta clase de enfermos colchones rellenos de hojas de abedul.

Grosellero negro

Disolvente del ácido úrico, las hojas son utilizadas en el reumatismo crónico, el artritismo y la gota. Actuando sobre el hígado, contribuyen a mejorar la asimilación.

Una cucharada sopera de hojas en una taza de agua hirviendo. Dejar en infusión diez minutos. Tres o cuatro tazas al día.

Achicoria

Raíces y hojas son depurativas, aperitivas y estomáticas; actúan sobre el hígado y las vías digestivas que estimulan. Galeno recomendaba ya la achicoria en los trastornos hepáticos.

Recomendadas contra las enfermedades de la piel, las obstrucciones de las vísceras y la insuficiencia biliar, así como contra la gota.

Una cucharada sopera de hojas o de raíces cortadas en una taza de agua. Hervir cinco minutos. Una taza antes de cada comida.

Coclearia

Se cultiva con frecuencia como medicina, empleándose como tal la planta fresca y las sumidades floridas desecadas. Se usa principalmente como diurética, depurativa y antiescorbútica.

La planta fresca contiene una notable cantidad de vitamina C. En el norte de Europa se acostumbra a mezclarla en las ensaladas, a las que comunica la gracia del berro y de la mostaza.

Una cucharada de las de postre de hojas desecadas por taza de agua hirviendo. Dejar en infusión diez minutos. Una taza antes de cada comida.

Fresno

Las hojas son diuréticas, sudoríficas, detersivas y ligeramente laxantes. La corteza es tónica, aperitiva, febrífuga y expectorante. Se utilizan hojas, corteza y semillas en la gota, el reumatismo y los males de riñones.

Para las hojas, poner 30 g en un litro de agua hirviendo y dejar en infusión hasta que se enfríe. Para las semillas hace falta un poco más, pero la preparación es la misma. Para la corteza, de 40 a 60 g para un litro de agua, pero hay que dejar hervir un poco. Para las unas o las otras, tomar el litro en uno o dos días, entre las comidas.

Camedrio

Utilizado contra la gota, el reumatismo, la bronquitis crónica, la diarrea y las enfermedades infecciosas.

Una cucharada de las de postre por taza de agua hirviendo. Dejar en infusión diez minutos. Tres o cuatro tazas al día.

Acebo

Las hojas se utilizan contra la gota y el reumatismo, en dosis de una cucharada sopera por taza de agua hirviendo; dejar en infusión y colar. Dos o tres tazas al día, entre o antes de las comidas.

Espliego

En mezcla a partes iguales con grosellero y reina de los prados, puede dar buenos resultados en la gota crónica. 40 g de esta mezcla en un litro de agua hirviendo; tapar lo más herméticamente posible y dejar en infusión hasta que se enfríe. Beber entre las comidas en uno o dos días.

Olmo

Diurético, sudorífico y depurativo, la corteza del olmo permite realizar un buen detergente, drenador de los elementos atascantes. Poner 30 g de corteza en 1250 g de agua; hervir despacio hasta reducción a 1000 g aproximadamente; colar aplastando bien. Tomar en uno o dos días, entre las comidas.

Perejil

La decocción de las semillas de perejil, en dosis de 30 a 40 g por litro de agua, es estimulante y tiene la propiedad de eliminar el ácido úrico.

Haba

Se utiliza la decocción de las sumidades floridas, en dosis de 30 a 60 g por litro de agua, a razón de una taza tres veces al día en el intervalo de las comidas, como diurético y recomendada en la gota, reumatismo y cólicos nefríticos.

Persicaria

Si la persicaria acre es un buen hemostático, la «dulce» es un detergente a utilizar en el reumatismo y la gota. Una cucharada de las de postre en una gran taza de agua; hervir un poco. Beber a lo largo del día, en varias veces.

Pino marítimo

Como los del abeto, los brotes se emplean en la gota, el reumatismo y la celulitis.

Una cucharada de las de postre en una taza de agua hirviendo; dejar en infusión hasta que se enfríe. Tres tazas al día.

Reina de los prados

Diurético no irritante, está muy indicada en retenciones de líquido de origen cardíaco, los cálculos renales y, sobre todo, la gota, artritismo y el reumatismo. Es también un tónico cardíaco y gástrico y un calmante de los dolores neurálgicos.

Lo más asombroso de su acción viene sin duda de su contenido en salicilatos, lo que implica algunas precauciones para su preparación. Tiene así algunas propiedades antiinflamatorias de la aspirina sin presentar los riesgos de ésta. Es pues un sedante, un antirreumático y, cosa curiosa aparecida en la experimentación, un euforizante y un antimigrañoso.

Según el informe de los trabajos de un equipo médico de Chicago, los salicilatos serían incluso activos contra los virus, lo que conferiría una acción viricida a la reina de los prados.

Tomar de 50 a 100 g de sumidades floridas de reina de los prados y ponerlas en un litro de agua hirviendo apenas (90° aproximadamente). Tapar lo más herméticamente posible para evitar la evaporación que provocaría un desperdicio del ácido salicílico, principal agente antirreumático de la planta; dejar macerar toda la noche. Tomar en uno o dos días.

Zarzaparrilla

La raíz de zarzaparrilla es depurativa, diurética y sudorífica. Aconsejada en el caso de enfermedades de la sangre o de la piel, así como en la gota y el reumatismo.

Contra la gota, se emplea en dosis de 50 a 60 g en un litro de agua; hacer hervir algunos minutos, después dejar en infusión. Tomar entre las comidas, en uno o dos días.

Saponaria

Detergente eficaz en todas las acumulaciones e inflamaciones (gota, artritis, celulitis, reumatismo).

Una cucharada de las de postre de hojas o de raíz cortada (o de la mezcla de las dos) en una taza de agua; llevar a la ebullición y dejar en infusión. Una taza antes de cada comida, dos o tres veces al día.

Sauce blanco

La corteza es febrífuga, antirreumática, tónica y sedante.

Poner una cucharada de las de postre en una taza de agua; hacer hervir y dejar en infusión. Tres tazas al día, entre o antes de las comidas.

Senecio

Contra la gota, se emplea en dosis de una cucharada de las de postre para una taza de agua; hacer hervir y dejar en infusión. Dos tazas al día, entre o antes de las comidas.

Saúco

Las flores son resolutivas y la segunda corteza diurética. El conjunto está pues muy indicado en caso de gota u otras manifestaciones inflamatorias. Entonces se puede recurrir a las flores y a la segunda corteza, pero preparadas separadamente. La corteza tiene que hervir para hacer reducir el líquido a la mitad (60 g en un litro de agua), mientras que las flores deben solamente dejarse en infusión (20 g para un litro de agua hirviendo). Beber a voluntad.

Tilo

Son bien conocidas las propiedades sudoríficas, antiespasmódicas, tónicas, calmantes de los nervios, digestivas y diuréticas de las flores de tilo. También son eficaces para resolver los cálculos urinarios y toda clase de concreciones de ácido úrico.

Poner 30-40 g de flores de tilo en un litro de agua; hervir hasta la reducción a los tres cuartos. Beber en uno o dos días. Hacer una cura de diez días, a repetir varios meses seguidos, si hace falta.

Mezclas de plantas

I. Tisana diurética muy eficaz, que tiene por objeto activar la eliminación de las sustancias residuales de la sangre mediante un «lavado» de los riñones.

15 g de cada de raíz cortada de detienebuey, bolsa de pastor, raíz de cardo borriquero, flores de brezo, raíz de ortiga y colas de cerezas; 25 g de cada raíz de grama y hojas de gayuba, y 30 g de reina de los prados.

Treinta g de la mezcla por litro de agua. Hervir un minuto; dejar en infusión veinte minutos. Beber a voluntad no importa en qué momento.

II. Esta tisana contribuye a «limpiar» los tejidos intersticiales. Repetir la cura tres o cuatro veces al mes.

25 g de cada de saúco (2.ª corteza) y sumidades floridas de brezo; 30 g de cada de romero, hojas de boj y hojas de gayuba; 40 g de corteza de sauce blanco.

Poner 30 g de esta mezcla en un litro de agua. Hacer hervir lentamente durante un cuarto de hora. Beber en tres o cuatro veces a lo largo del día. Añadir, si se quiere, miel y limón.

III. Tisana «desengrasante», a tomar cada día durante un mes. Según la necesidad, repetir tres o cuatro veces al año.

15 g de cada de hojas de arándano, flores de retama, cola de caballo, hojas de menta y flores de saúco; 20 g de cada de sumidades floridas de reina de los prados y raíz de regaliz; y 30 g de hojas de saponaria.

Poner 30-40 g de esta mezcla en un litro de agua. Llevar a la ebullición, después dejar en infusión hasta que se enfríe. Beber a voluntad, a lo largo del día.

IV. Esta tisana completa los efectos de la precedente, con la cual se puede hacer alternar (una semana la una, una semana la otra).

10 g de cada de hojas de gayuba y raíz de valeriana; 20 g de cada de flores de saúco y flores de violeta; 30 g de hojas de salvia; 40 g de cada de hojas de abedul y bayas de enebro, y 50 g de cada de flores de ortiga y granos de hinojo.

30-40 g de la mezcla en un litro de agua hirviendo; dejar en infusión toda la noche. Tomar a lo largo del día.

V. Tisana para ayudar a eliminar el ácido úrico.

Partes iguales de las siguientes plantas: levístico, abedul, ortiga blanca, estigmas de maíz, agracejo y cola de caballo.

Una cucharada de la mezcla por taza de tisana. Dos tazas al día, una después de cada comida. Durante las crisis, seis tazas diarias.

VI.   Partes iguales de agracejo, vainas de judías, agrimonia, trébol de agua y hojas de abedul.

Cucharada sopera de la mezcla por taza de cocimiento breve (cinco minutos de ebullición). Dos o tres tazas al día.

VII.   20 g de cada de hojas de abedul, hojas de salvia, flor de saúco, y 15 g de cada de dulcamara, detenebuey y corteza de frángula.

Dos cucharadas soperas de la mezcla por taza de infusión. Tres o cuatro tazas al día.

VIII.   Partes iguales de ortiga, agracejo, hojas de abedul, cola de caballo, reina de los prados, detenebuey, raíz de levístico y estigmas de maíz.

Cucharada sopera de la mezcla por taza de tisana. Beber abundantemente durante el ataque de gota.

IX.   20 g de diente de león, 15 g de cada de agracejo, hojas de fresno y corazoncillo, y 10 g de hojas de abedul.

Cucharada sopera de la mezcla por taza de infusión. Dos o tres al día.

X.   15 g de cada de trébol de agua y bardana, 10 g de vara de oro y 5 g de dulcamara.

Una cucharadita de las de café de la mezcla por taza de infusión. Tres al día.

XI.   20 g de cada de cola de caballo y flor de tilo, 15 g de cada de coclearia y ortiga, y 10 g de hojas de fresno.

XII. Tisana para ayudar el trabajo del hígado, que en el gotoso tiene que realizar mayores esfuerzos de lo normal. Es muy eficaz.

10 g de cada de hojas de gayuba, cola de caballo, flores de caléndula, hojas de grosellero, sumidades floridas de romero, sumidades floridas de centaura y sumidades floridas de cuajaleche; 20 g de hojas de alcachofa; 30 g de cada de raíz de regaliz y aspérula olorosa.

AGENTES NATURALES
DE CURACIÓN

Los medios naturales son más eficaces de lo que generalmente se cree; no hay más que experimentarlos para convencerse de ello. Si pueden provocar reacciones –*crisis curativas*– esto no debe asustar, pues es señal de que el cuerpo posee todavía reservas energéticas. Hay que esforzarse en realizar el tratamiento para que sea eficaz, pero sin aportar, sin embargo, excesivos trastornos. Al principio, hay que prever un período de tanteos, lo que no excluye una cierta firmeza en la prosecución de los tratamientos.

En la medicina natural, ningún factor curativo debe ser dejado de lado; es posible que algunos revistan más importancia, pero los otros deben ser incluidos de todas maneras.

El organismo entero debe participar en el restablecimiento de las funciones, en la cicatrización de las lesiones, en el reemplazo de las células destruidas.

«Dejar obrar a la naturaleza» es un principio bastante difícil de defender cuando, precisamente, el curso natural de las cosas ha sido desviado. Entonces todo está desnaturalizado, y las reacciones pueden situarse fuera de este «curso natural de las cosas». Hay que contar siempre con la intervención de un psiquismo falseado, con los malos hábitos a los que ha debido acomodarse el organismo. Una planta aclimatada en otra región distinta de aquélla de donde es originaria, y adaptada a un terreno primitivamente desfavorable, no podrá bruscamente volver a su lugar de origen o a un suelo más propicio sino a través de una readaptación progresiva.

Cuanto más corrompido está el organismo y más tocado está el psiquismo, más lento es el restablecimiento de los fenómenos naturales. La evolución de las concepciones reviste la misma importancia que la puesta en orden del comportamiento. El período de transición entre los malos hábitos y su reforma puede ser considerablemente reducido, a medida que se adquiere la seguridad de estar en el buen camino.

La indispensable modificación de los hábitos alimentarios debe ir acompañada de una acción fisioterápica favorable para el restablecimiento de las funciones, comenzando por aquéllas cuyas perturbaciones tienen la mayor repercusión sobre los fenómenos de la digestión: las funciones hepáticas.

La reforma de la alimentación entra en un 80 por 100 en el restablecimiento de la salud, el resto está a cargo de los agentes naturales de curación; teniendo en cuenta, de todas maneras, que el 80 por 100 no puede ser integralmente obtenido sino con el complemento asegurado del 20 por 100 que corresponde a dichos agentes naturales. En efecto, sabemos que el alimento más sano, el más apropiado, el más digestible, no puede ser convenientemente trasformado y utilizado más que si las secreciones hepáticas (y pancreáticas) están normalmente aseguradas. Con la deficiencia del hígado, el mejor y más sano alimento puede dar origen a compuestos tóxicos.

La arcilla

Nada, en la composición química de la arcilla, parece justificar su extraordinaria eficacia; pero, mediante la observación de los hechos, colacionando y yuxtaponiendo los resultados obtenidos, podemos considerar algunas de sus posibilidades. Así se puede asegurar que la arcilla posee notables poderes de absorción y de adsorción. Absorción de las impurezas que permanecen en los tejidos; cuyas impurezas serán captadas, neutralizadas y drenadas. Adsorción, es decir, captación de las impurezas en suspensión en los líquidos (sangre, linfa, bilis); estos copos de impurezas son seguidamente drenados y eliminados.

Anagotóxica, la arcilla atenúa considerablemente la toxicidad de las sustancias nocivas. El uso de la arcilla permite siempre una mayor resistencia a la agresión tóxica. Su acción es no solamente preventiva, sino también curativa.

¿Debemos admitir que la arcilla actúa como los antisépticos y antibióticos, matando microbios o virus? Nada de eso. Como todos los remedios naturales, la arcilla no actúa específicamente sobre una o varias variedades bacterianas, sino más bien dificultando su proliferación mediante el reforzamiento de las defensas propias del organismo. Neutralizando los desechos inherentes al conflicto celular o bacteriano, la arcilla asegura igualmente su drenaje y favorece su evacuación.

Si pueden atribuirse incontestables éxitos a la arcilla, en utilización aislada, no es menos cierto que ésta no puede dar su plena medida más que en el conjunto de la medicación natural, en asociación con los otros elementos curativos y la reforma de la alimentación.

En uso interno, la cantidad de arcilla ingerida puede variar, sin incidencia notable sobre los resultados. Actuando siempre por su presencia —como actúan los catalizadores— la arcilla puede ser tomada en dosis de una o varias cucharaditas de las de café al día. En principio, la acción es desencadenada a partir de una cucharadita. El momento más favorable es por la mañana, en ayunas —o antes de las comidas—, especialmente en presencia de una úlcera gástrica. La cucharada de arcilla se añade a medio vaso de agua. Haciendo esta preparación de antemano, se asegura una mejor dilución.

La dosis elegida será la misma durante las tres semanas de cura. Tras una semana de descanso, se reanuda la cura, con o sin modificación, según el caso tratado o las reacciones registradas.

Tras dos curas de tres semanas, bastará tomar la arcilla una semana de cada dos; después, mantener el terreno con tomas de diez días al mes.

En aplicación externa, la arcilla es también inigualable. No hay que vacilar en emplearla en todos los casos; las únicas contraindicaciones son las de una posible intolerancia. Si la cataplasma permanece fría, por ejemplo, es que el organismo no reacciona suficientemente; lo que no implica que no llegue a reaccionar ulteriormente. Hay que guardarse bien, por otra parte, de sacar conclusiones desde las primeras reacciones; éstas son a veces bastante desconcertantes para hacer creer en una agravación aparente del mal. Es pues una advertencia y no una condena. Repetir entonces las aplicaciones con arcilla entibiada al baño maría, y si el no calentamiento persiste, esperar un día o dos antes de probar de nuevo. De todas maneras, hay que precisarlo bien: es muy raro el caso en que la arcilla no llega, al menos, a elevarse a la temperatura del cuerpo sobre el cual se aplica.

Es muy fácil preparar una cataplasma de arcilla; basta poner arcilla seca, triturada, en un recipiente, después recubrirla de agua. No remover, sino añadir un poco de arcilla seca a la pasta si ésta parece demasiado clara. En principio, la arcilla preparada para una cataplasma debe ser bastante suelta para adaptarse bien a los meandros y protuberancias, y lo bastante firme para no escurrir ni aplastarse si se tiene que aplicar la arcilla sobre los riñones o la columna vertebral.

En *el tratamiento de la gota con la arcilla,* cura interna por vía bucal de agua de arcilla con zumo de limón y cloruro de magnesio.

Durante las crisis, tomar baños de pies de agua arcillosa incorporándole una decocción de 200 g de flores de heno en un litro de agua y otra decocción de 200 g de paja de avena igualmente en un litro de agua. Baño de pies muy caliente (42°) durante 15-30 minutos.

Aplicaciones diarias, o a días alternos, de cataplasmas frías y espesas de arcilla sobre las partes afectadas. Para aumentar la eficacia del tratamiento, se podrá aplicar una cataplasma caliente de flores de heno seguida inmediatamente de la cataplasma fría de arcilla.

Dos veces por semana, medio baño o baño completo con agua de arcilla y flores de heno. Incorporar dos kilos de arcilla; temperatura 38°; duración, diez minutos.

Agua

El uso racional del agua es uno de los mejores medios de curación que el hombre ha empleado desde los tiempos más remotos. La hidroterapia es hija de la experiencia.

¿De qué manera el agua provoca la curación de las enfermedades? El agua actúa por sus tres virtudes: su facultad de disolver, de extraer y de fortificar. Kneipp, el padre de la moderna hidroterapia, dice: «Nuestra cura elimina toda enfermedad curable, pues los diversos empleos del agua tienden primero a desarraigar el mal, disolviendo los elementos malos de los humores, después extrayendo las sustancias disueltas; restableciendo, para acabar, la circulación normal de la sangre depurada, lo que devuelve vigor y resistencia al organismo fatigado».

Las concepciones de Kneipp sobre la enfermedad son las de la patología de los humores. «Todas las enfermedades, cualquiera que sea su nombre, tienen su causa en los vicios de la sangre, trátese de la circulación, cuya marcha regular puede hallarse dificultada, o de la composición misma de la sangre que la presencia de elementos malsanos (en nuestro caso el ácido úrico) puede alterar». Los trastornos circulatorios son pues, según Kneipp, la causa primera de las enfermedades. Vienen a continuación los elementos malsanos (que el doctor Vander llama «sustancias perturbadoras»), que vician la sangre. Kneipp añade la falta de resistencia física, es decir, la debilitación de las defensas naturales. Muchas enfermedades provienen, según Kneipp, del reblandecimiento de los órganos y de un modo de vida defectuoso.

Por eso, cuando tratamos de exponer brevemente las razones científicas de los resultados que produce la cura de agua, tenemos que hacer resaltar en primer lugar los complejísimos efectos del agua sobre el cuerpo humano y subrayar que, en muchos casos, el proceso fisiológico de su acción no está aún explicado. Esta acción, en general, es debida a que sometemos la piel a las temperaturas más diversas y que, por este hecho, ejercemos sobre ella y sobre todo el cuerpo un estímulo que varía según las temperaturas, la duración de las aplicaciones y la receptividad del sujeto. Esta estimulación es el resultado de tres excitaciones: 1.º una mecánica, nacida del contacto con el agua; 2.º una térmica; 3.º una química, menos importante.

El punto de partida de las excitaciones es la piel, que no es, como se sabe, una simple capa de protección, sino realmente un órgano importante que desempeña un gran papel en la regulación térmica del cuerpo así como en las funciones generales de éste. La piel, por los numerosos hilillos nerviosos que a ella van a parar, es una antena receptora y trasmisora muy complicada de reflejos biológicos. Sus excitaciones térmicas y mecánicas modifican el desarrollo de numerosas funciones corporales. La influencia ejercida sobre los fenómenos orgánicos, sobre la circulación, la respiración, la temperatura interna, los intercambios humorales, el funcionamiento de las glándulas, la composición de la sangre, etc., provoca reacciones y compensaciones que conducen a un cambio fisiológico total.

Mediante los fenómenos biológicos que acabamos de mencionar, el sistema nervioso vegetativo establece entre la piel y los órganos interiores relaciones estrechas y frecuentes. Es preciso llegar a solicitar, mediante medidas hidroterápicas apropiadas, la excitación, el aumento de actividad de la función en todos los órganos y sistemas de la economía y hasta la más simple célula; o bien, al contrario, es preciso obtener que la función sea frenada, ralentizada. La experiencia enseña que la piel sabe adaptarse perfectamente en los días de salud como de enfermedad, para hacer frente a las necesidades vitales, y que reacciona de manera muy individual a las intervenciones hidroterápicas. Las excitaciones exteriores sobre la piel están sometidas a leyes precisas: dependen de su naturaleza, de su intensidad, del modo de su aplicación y de la receptividad particular del que las experimenta.

Aplicaciones de agua en la gota. Entre las aplicaciones de agua, las duchas frías merecen una mención particular. Poco más o menos, a la semana: dos duchas de las rodillas, dos duchas de los muslos y dos duchas de los brazos. Desde luego, antes y después de cada operación, hay que vigilar atentamente el calentamiento.

En las crisis agudas de gota, Kneipp recomienda duchar la articulación enferma con agua fría durante dos minutos aproximadamente. El resultado es excelente. Pero lo más indicado son las aplicaciones frías y calientes, bien ordenadas. Así, por ejemplo, por la tarde, una o dos envolturas muy calientes de flores de heno alrededor de las articulaciones afectadas. Baños de pies alternos o baños de manos alternos con flores de heno.

Los baños completos o los medios baños con las mismas flores (38-39 °C; duración, 8-10 minutos) se darán por la mañana, una o dos veces, a lo más, cada semana. Los otros días, las duchas que hemos citado arriba hallarán su aplicación a lo largo de la mañana.

Calor

El calor, gracias al cual se obtiene una abundante sudoración, es un importante factor terapéutico.

Los procedimientos sudoríficos son especialmente útiles durante las crisis agudas, ya que activan la eliminación de los elementos malsanos de los humores. El sudar, no solamente acorta la crisis sino que, además, limpia el organismo del gotoso. Las crisis agudas ya tienen tendencia a terminar por sí solas; pero una crisis aguda terminada con abundantes sudores es muchísimo más ventajosa que una crisis aguda terminada simplemente.

El doctor Vender señala que no sólo en las crisis agudas, sino también en los períodos de calma, será muy útil sudar abundantemente de vez en cuando, por ejemplo, una vez por semana. Dicho doctor señala los procesos sudoríficos más recomendables para los gotosos, a saber:

- sudar en cama, bien abrigado con mantas y ayudándose de caloríferos o de botellas de agua caliente. Al mismo tiempo beber en abundancia infusión de tila o de saúco caliente;
- baño de vapor general;
- baño de asiento de calor creciente;
- baño de sol sudorífico, que es como un baño de sol general con el cuerpo cubierto con una sábana.

Cuando se toma el baño de vapor o el baño de asiento de calor creciente, una vez terminados estos baños conviene meterse inmediatamente en cama, para continuar sudando.

El día que el enfermo destine a sudar, será mejor que permanezca todo el día en cama, aunque no esté en período de crisis aguda. De esta manera evitará fatigas y enfriamientos que podrían comprometer la buena marcha de la sudación.

Es necesario que al aplicar el procedimiento sudorífero el estómago esté vacío y que el enfermo no coma nada mientras dure la sudación. Solamente se tomará las tisanas sudoríficas calientes, de tila o de saúco, que ya hemos citado. Una vez haya terminado de sudar, y mientras descansa en cama, podrá tomar algún alimento de los permitidos o recomendados.

Las operaciones de secarse, cambiar las sábanas, etc., deberán hacerse con el debido cuidado a fin de evitar todo enfriamiento. Es muy útil que el enfermo, una vez seco y descansado, se duerma tranquilamente, con lo que se aumentarán los buenos efectos de este tratamiento. En ningún caso se debe recurrir al uso de drogas para provocar el sudor.

El *vapor de agua,* caliente, produce un aumento de temperatura en la superficie del cuerpo y la sangre afluye en mayor cantidad a la piel. El sudor aparece al cabo de entre cinco y veinte minutos, según los casos, de empezado el baño de vapor. Es una reacción de que se vale el organismo para disminuir el calor excesivo. Pero con el sudor se eliminan también gran cantidad de sustancias morbosas.

El *baño general de vapor* puede tomarse de distintas maneras. Puede utilizarse con cámara de madera cerrada, un somier o una simple silla con asiento de rejilla. Después de haber colocado los recipientes de agua hirviendo debajo del dispositivo que se emplee, el enfermo se acuesta o sienta en éste y se cubre con una sábana y mantas. Las personas que sudan con dificultad pueden mantener la cabeza tapada, por lo menos al principio; después conviene tenerla fuera de las mantas. Si se tapa la cabeza no se podrá emplear una lámpara de alcohol o de gas para conservar el agua hirviendo, pues en este caso se respirarían las emanaciones de dichos combustibles. En tales circunstancias puede usarse un hornillo eléctrico.

Si el calor llega a ser excesivo, se levantarán un poco las mantas para que se escape parte del vapor.

La duración del baño general de vapor suele variar entre 20 y 40 minutos. Tras el baño de vapor conviene secarse rápidamente y meterse en seguida en la cama para continuar sudando.

Por regla general no debe tomarse el baño general de vapor más de dos veces por semana. En algunos casos puede tomarse diariamente durante algún tiempo, previa consulta del médico.

Para tomar el *baño de asiento de calor creciente,* el enfermo se sienta en una bañera o recipiente a propósito, lleno de agua a la temperatura del cuerpo. Poco a poco se va añadiendo agua más caliente, hasta que la temperatura sea bastante alta, pero de manera que pueda soportarse sin molestias. A medida que el agua va perdiendo calor, se sustituye parte de ella por agua muy caliente.

La duración de este baño acostumbra a ser de 10 a 15 minutos. Pero, según los casos y si es bien tolerado, se puede prolongar hasta media hora. Si durante el baño se nota malestar, debe suspenderse. Conviene cubrir el cuerpo, así como el recipiente del agua, especialmente en invierno, con una amplia manta, para conseguir el calor.

Después del baño se limpia el sudor mediante un paño mojado de agua templada o fría, se seca rápidamente y se viste o se acuesta el paciente, según el caso.

Este baño es eficaz no solamente en la gota, sino en todas las enfermedades crónicas, especialmente para aquellos enfermos que todavía no reaccionan bien a los baños fríos.

Los baños de aire y los baños de sol

La fuente de toda vida orgánica, sobre nuestro planeta, es la luz. Ésta es una fuerza que, gracias a sus diversos rayos, es capaz de provocar modificaciones directas de la materia, desde los puntos de vista químico y físico. Con la ayuda de la luz, las partículas minerales de que están constituidos los vegetales adquieren forma superior organizada; y éstos, mediante una nueva progresión, reúnen, en las células de sus tejidos, las masas de energía que el sol dispensa, lanzando así los fundamentos de otra vida orgánica en la superficie de la tierra. Todo el reino vegetal ha nacido de la energía luminosa; y ésta, almacenada en las plantas, se convierte, bajo la forma de sustancias alimenticias, en la fuente energética y térmica puesta en acción para la edificación del cuerpo humano. Así, todo lo que existe aquí abajo se encuentra sometido a la luz; y, sin ella, no sería concebible ningún fenómeno de vida.

En la luz se distinguen tres clases de rayos: los rayos luminosos propiamente dichos, los rayos caloríficos y los rayos químicos.

El hombre y todo su psiquismo se benefician en primer lugar de la animación del mundo orgánico por la luz. Que el aire puro, el sol y la luz sean propicios a la salud, es cosa archisabida.

Durante los últimos decenios, se ha desencadenado un poderoso movimiento en favor de los baños de aire y de sol con fines higiénicos.

Los efectos fisiológicos de la luz solar varían mucho. Bajo su influencia, la oxidación aumenta, el número de glóbulos rojos de la sangre y el contenido de ésta en hemoglobina crecen, el pulso es un poco más rápido, la tensión arterial baja habitualmente, y la respiración deviene más profunda. Las trasformaciones internas se activan, la excreción de los desechos de la nutrición se acelera, en una palabra, todo el metabolismo entra en actividad más viva. Se ve la importancia de la luz para la prevención y, también, para la curación, sobre todo cuando se trata de enfermedades crónicas.

La acción del *baño de aire* es del mismo orden. Sin embargo, el efecto directo del sol cuenta menos, aquí, que los fenómenos químicos y físicos debidos a las propiedades del aire. Se entiende por baños de aire aquellos que el sujeto toma durante un tiempo más o menos largo, al aire fresco y a la sombra, con ropas ligeras o desvestido. Existe entre los baños de aire y los baños de sol una línea divisoria que a menudo es difícil de tratar cuando el sujeto toma un baño de aire al mismo tiempo que se expone al sol.

El efecto de los baños de aire depende de la temperatura ambiente y también del sujeto, o sea, que permanezca quieto o haga movimiento. También aquí la piel es la que reacciona en primer lugar como órgano excretor y evaporador; ella recibe del baño de aire una enérgica impulsión. El organismo se desembaraza de sus residuos perjudiciales.

Para darse cuenta de la importancia de la piel en tanto que órgano derivante y limpiador, hay que señalar que la respiración cutánea invisible elimina del cuerpo 500 a 900 g de desechos al día. La medida de esta actividad excretora aparece en numerosos enfermos del metabolismo (como es el caso de los gotosos) dándoles muy pronto el baño de aire un intenso enrojecimiento de toda la piel y violentos picores. Esta reacción cutánea es debida a la emersión de finos cristales ácidos (particularmente, el ácido úrico). Las otras secreciones son activadas también, por ejemplo, la secreción urinaria. El baño de aire entraña una sensible pérdida de calor, y actúa por tanto como notable regulador de los intercambios orgánicos.

Una regla importante para el baño de aire es la siguiente: se permanecerá todo lo posible a la sombra (el baño de aire no es un baño de sol). Si hace bastante frío o se tiene tendencia a los escalofríos, calentarse al sol de vez en cuando durante algunos breves instantes y volver a la sombra.

Es preciso, en general, evitar los esfuerzos durante el baño de aire, la gimnasia un poco prolongada o bastante penosa, y, sobre todo, la circunducción de los brazos. Conviene distinguir el baño de aire deportivo del simple baño de aire curativo que se toma para obtener un efecto determinado sobre la salud. Cuando la gimnasia y el movimiento activo pueden ser útiles y están permitidos, no lo son a los nerviosos ni a los cardíacos.

De ordinario, para comenzar, se da una duración de 15 minutos al baño de aire; cada día, se aumenta la duración 5 minutos a fin de llegar a la media hora. Las naturalezas robustas podrán progresivamente ir hasta 1 hora e incluso 2 horas.

El baño de aire puede, habitualmente, tomarse a todas las temperaturas y hasta con tiempo desagradable y fresco. Los debutantes harán bien en acostumbrarse durante el buen tiempo. Cuando el suelo es frío y húmedo se debe, al principio, llevar sandalias.

No se toma el baño inmediatamente después de la comida principal, sino solamente al cabo de una hora y media.

Hay que proceder a una aplicación de agua antes del baño de aire más bien que después. Hay que tener esto en cuenta, dado que siempre será útil combinar los distintos tratamientos naturales.

Los baños de aire se deben dosificar con prudencia y utilizar como un medicamento. Sólo entonces su efecto curativo puede desarrollarse en toda su plenitud.

Cuando se sufre una indisposición, una sensación de frío, es preciso abreviar la duración del baño, o incluso suprimirlo. Con frío bastante vivo o tiempo lluvioso, el baño de aire en la habitación (con la ventana abierta, naturalmente) puede remplazar el baño al aire libre. En tal caso, vestido muy ligeramente, pies desnudos sobre el suelo desnudo de la habitación, se va y viene, o se hacen algunos ejercicios ligeros de gimnasia. Duración: 10-20 minutos, según la temperatura de la pieza. El baño de aire en la habitación, antes de acostarse, resulta eficaz contra el insomnio.

Los baños de sol, que se distinguen esencialmente de los baños de aire, no están indicados en la gota y otras enfermedades del metabolismo (diabetes, obesidad), más que para las personas robustas de nervios sólidos. Y aun conviene no recurrir a ellos sino con mucha prudencia. En general, están estrictamente prohibidos a los nerviosos y a los débiles.

Los gotosos deben desconfiar de los baños de sol y en modo alguno deben exagerar. Estirarse al sol para broncear la piel al máximo es lo más contrario a la salud que pueda hacerse. El resultado es: depresión, desgana por el trabajo y, a menudo, graves trastornos nerviosos.

Por lo tanto, baños de sol sí, pero con extremada prudencia.

Otros agentes naturales de curación

La actividad física regular, los masajes y la gimnasia, son también saludables al gotoso.

El movimiento corre parejas con los factores naturales de la salud que son el aire, la luz, el agua, la arcilla y una eliminación conveniente. El uso del movimiento activo y pasivo como auxiliar de la salud se pierde en la noche de los tiempos.

El *masaje* activa la circulación de la sangre y de la linfa; la piel, los músculos, los órganos internos, reciben bajo sus efectos una sangre oxigenada más viva; las estasis se resorben; la sangre venosa cargada de gas carbónico se desembaraza más prontamente de éste. De la piel parten sensaciones de efectos lejanos que actúan favorablemente sobre el humor. Los subproductos acumulados de la nutrición son agitados, despegados, enviados al torrente circulatorio y eliminados. Los músculos debilitados se revigorizan. El masaje sostiene eficazmente el trabajo del corazón y contribuye, a la manera de una cura de agua, a la buena circulación de la sangre en todo el cuerpo; provoca el riego intenso del tejido adiposo sobreabundantemente cargado, y éste tiende a fundirse tanto mejor cuando la acción del masaje se refuerza mediante ejercicios físicos y una alimentación razonable.

La *gimnasia higiénica* es el conjunto de los ejercicios físicos que se ponen en acción para fortificar el cuerpo y también para curarlo. La gimnasia higiénica tiene por objeto primero la eliminación de los estados de enfermedad que afectan los órganos del movimiento y de la locomoción, los músculos, los huesos, las articulaciones.

La gimnasia puede ir muy bien asociada con el baño de aire y debe ir siempre emparejada con los *ejercicios respiratorios*. La gimnasia respiratoria, cuando es convenientemente ejecutada, no solamente favorece a los pulmones, sino que actúa de manera extraordinariamente estimulante sobre el corazón y la circulación sanguínea. La inspiración y la espiración correctamente realizadas ponen el vientre y los intestinos en movimiento, se produce una especie de masaje que se traduce por una fuerte activación. La bilis fluye mejor. La función intestinal se normaliza.

El masaje y la gimnasia higiénica son sistemas científica y perfectamente establecidos. Constituyen un eslabón capital de la cadena donde figuran todos los factores y medios naturales de la salud. Son activadores vitales de la más grande calidad sanitaria. El efecto psíquico del masaje y de la gimnasia es también digno de atención. Los ejercicios corporales sistemáticos someten el espíritu y la voluntad a un saludable entrenamiento, afinan la inteligencia, enseñan el dominio de sí mismo, templan el carácter, desarrollan la personalidad.

ÍNDICE

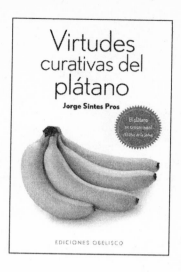

El plátano es un alimento completo, agradable y liberador. Por su alto contenido en hidratos de carbono, vitaminas, minerales y oligoelementos, esta fruta es la más rica en sustancias energéticas y es de gran valor para el trabajador manual o intelectual. Es un alimento adecuado para reponerse del esfuerzo físico, particularmente indicado para los niños y los deportistas.

Hoy en día son muchos los médicos, incluso los que utilizan los medicamentos más modernos y las técnicas quirúrgicas de vanguardia, que no dejan de aconsejar los plátanos a sus pacientes, y son los primeros en reconocer que en casos en los que habían fracasado otras terapias, esta fruta ha dado excelentes resultados.

Sus propiedades, su buena digestibilidad, la fácil absorción de sus azúcares y su abundante contenido en vitamina C, convierten el plátano en un excelente alimento y medicamento para enfermos graves, embarazadas y lactantes, deportistas, obreros de trabajos pesados y personas ancianas, además de conferirle un gran valor terapéutico para el tratamiento de muchas afecciones, entre ellas la gota, las enfermedades del corazón, la diarrea, la gastritis, la nefritis, el estreñimiento y la celiaquía.

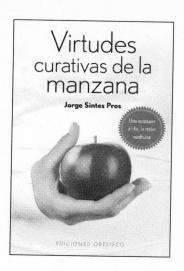

La manzana constituye un importante alimento proveedor de energía. Entre sus múltiples y variadas funciones, cabe destacar que higieniza el aparato digestivo, favorece la digestión, neutraliza la acidez estomacal, purifica el hígado, depura la sangre, regenera y nutre el sistema nervioso y desinfecta los intestinos. Este libro nos ayudará a prevenir numerosas enfermedades y anomalías como el asma, la fatiga crónica, los cálculos renales, el insomnio, el mal aliento, la obesidad, la hipertensión y la vejez prematura, entre muchas otras. El autor no sólo recomienda que comamos una manzana antes de las comidas, sino que también propone una cura de manzanas para depurar el organismo adecuada tanto para niños como para adultos. Podemos consumir la manzana de variadas formas, ya sea en zumo (como se recomienda en el libro Limpieza hepática y de la vesícula de Andreas Moritz), en puré, rallada o asada, siendo una de las mejores frutas medicinales que deberíamos incluir siempre en nuestra dieta.

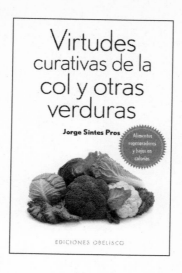

Virtudes
curativas de la
col y otras
verduras

Jorge Sintes Pros

Alimentos
regeneradores
y bajos en
calorías

EDICIONES OBELISCO

Las verduras son indispensables para el buen funcionamiento del organismo humano. Su privación, e incluso su escasez en nuestro régimen alimenticio implica, no sólo en invierno, sino al finalizar éste, múltiples y complejos trastornos de carencia, sobre los cuales médicos y dietistas llaman la atención insistentemente.

Los vegetales frescos aportan al organismo sales minerales asimilables, agua fisiológica, celulosa y vitaminas, sustancias todas ellas imprescindibles para la vida, el crecimiento, la resistencia, es decir, para el mantenimiento de la salud y de la juventud.

En el presente libro, Jorge Sintes nos explica las virtudes curativas de las verduras (coliflor, brócoli, acelgas, cardo, alcachofas, etc.) en general y de la col en particular, explicando cómo aplicarla en un centenar de dolencias comunes.

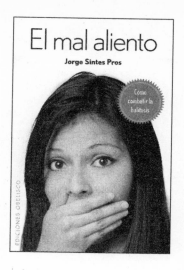

El mal aliento

Jorge Sintes Pros

Cómo combatir la halitosis

EDICIONES OBELISCO

Todos nos hemos sentido incómodos alguna vez a causa del mal aliento y sabemos que es una verdadera tortura. Para un gran número de personas, esta incómoda situación va más allá de sucesos esporádicos y, en ocasiones, ni siquiera es consciente de ello, si bien los que están a su alrededor sí lo perciben y lo sufren con intensidad.

Las causas que pueden provocar el mal aliento son múltiples y pueden ser indicio de otras afecciones, pero la inmensa mayoría son de origen digestivo y no indican en absoluto un estado de enfermedad.

Este libro ofrece herramientas para combatir de forma definitiva el mal aliento, así como para la prevención de otras dolencias que pueden ser causa de la halitosis. Para poner fin a este problema, debemos mantener una higiene bucal adecuada y llevar a cabo un régimen alimenticio saludable que cada persona pueda adaptar y modificar según sus necesidades, gracias al cual encontraremos la fórmula para terminar con el mal aliento para siempre.